Hinweis für Leserinnen und Leser:

Alle Angaben in diesem Buch wurden nach bestem Wissen erstellt. Die Angaben erfolgen ohne Verpflichtung oder Garantie der Autorin und des Herausgebers. Sie übernehmen keine Verantwortung und Haftung für etwa vorhandene Unklarheiten und inhaltliche Unrichtigkeiten. Die Forschung ist auf diesem Gebiet noch im Fluss. Die gegebenen Hinweise und Empfehlungen zur Selbsthilfe können bei schweren Erkrankungen den Arzt oder Heilpraktiker nicht ersetzen. Es empfiehlt sich deshalb immer, eine zusätzliche medizinische Diagnose vom Behandler einzuholen und sich von diesem therapeutisch begleiten zu lassen. Bei Fallbeispielen wurden die Namen der Therapeuten und Patienten aus datenschutzrechtlichen Gründen geändert. Die Adressen liegen jedoch der Autorin vor.

1. Auflage 2011
Verlag Via Nova, Alte Landstraße 12, 36100 Petersberg
Telefon: (06 61) 6 29 73
Fax: (06 61) 96 79 560
E-Mail: info@verlag-vianova.de
www.verlag-vianova.de
© Alle Rechte vorbehalten.
Bildnachweis: www.fotolia.com
Druck und Verarbeitung: Fuldaer Verlagsanstalt, 36037 Fulda

ISBN 978-3-86616-196-2

Inhalt

Lasst eure Lebensmittel eure Heilmittel sein 5

Freundliche Bakterien schützen unsere Gesundheit 7

Auf der Suche nach dem Zaubertrank 11

Mikroorganismen als Nahrungsveredler. 20

Das Wunder der Fermentation. 22

Die sagenhafte Heilkraft der fermentierten Getränke . . . 28

Das legendäre Soma aus dem Himalaya. 31

Die Wiederentdeckung von Soma: Der Trank des Lebens . 33

Interview mit Dipl. Ing. Norbert Hartwig 37

Der Trank des Lebens hilft 47
Patienten und Behandler berichten

Presseberichte zum Trank des Lebens. 51

So wirken selbst hergestellte Fermentgetränke. 55

Kefir, Kwass und Kombucha - 59
Die bekanntesten Gärgetränke

Kumyss - Ehrentrunk der Mongolen. 61

Teepilz Kombucha. 63

Met wird seit Urzeiten getrunken 66

Kwass: Power-Variante des Brottrunks 67

Inhalt

Warum frisch angesetzt besser ist 69

Das sagt die Wissenschaft über 71
fermentierte Lebensmittel

Schach dem Krebs mit Milchsäure 72

Was wirkt in selbst hergestellten Gärgetränken? 79

Flüssige Hefe - Reich an Vitalstoffen 82

Enzyme - Helfer fürs Leben 87

Gärgetränke - Meister der Enzymproduktion 91

Enzyme schützen vor Krebs 97

Biophotonen, lebende Makromoleküle - 101
Gesundheit ist Ordnung

Gesundheit braucht Information 103

Joghurt - früher und heute 105

Was Sie schon immer über Ernährung wissen wollten . . . 110

Vergangenheit, Gegenwart und Zukunft, ... 114
alles schon mal da gewesen?

Glossar 118

Quellen und weiterführende Literatur 123

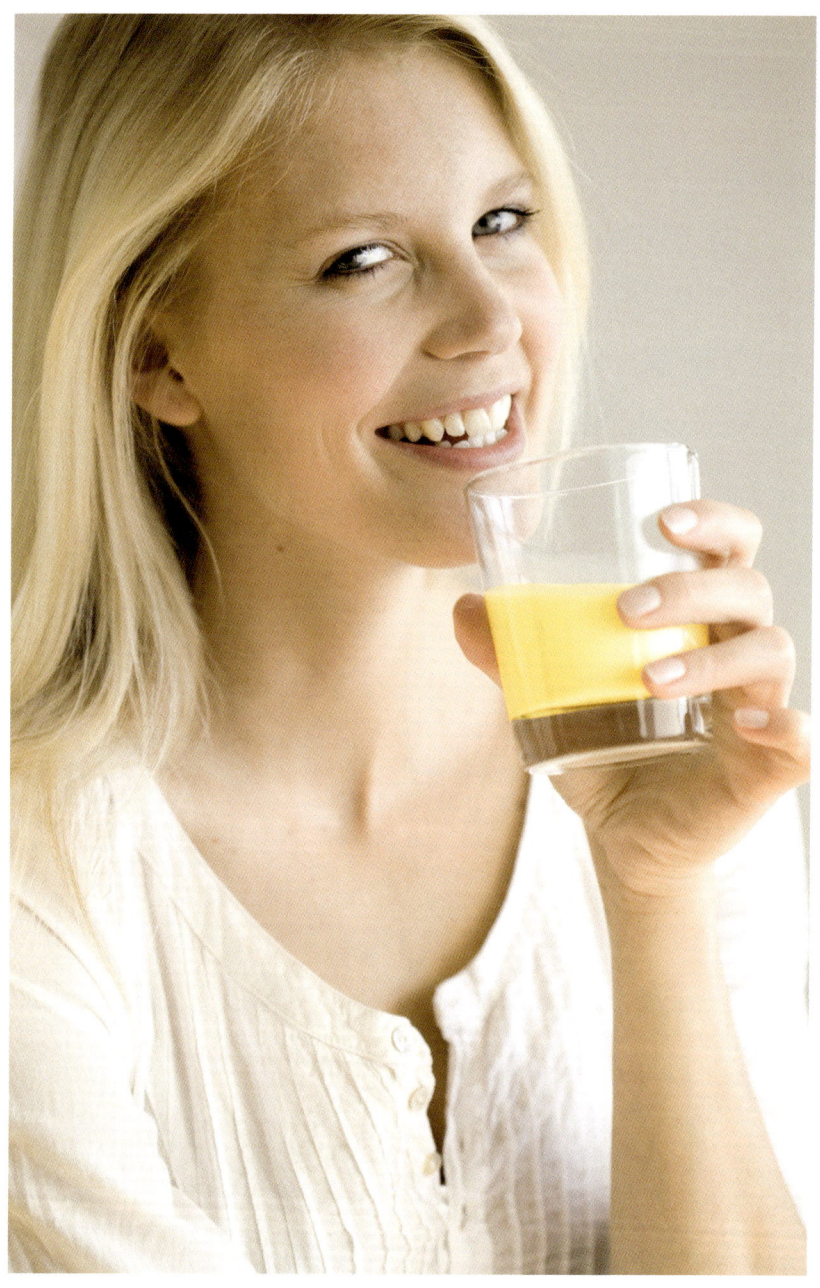

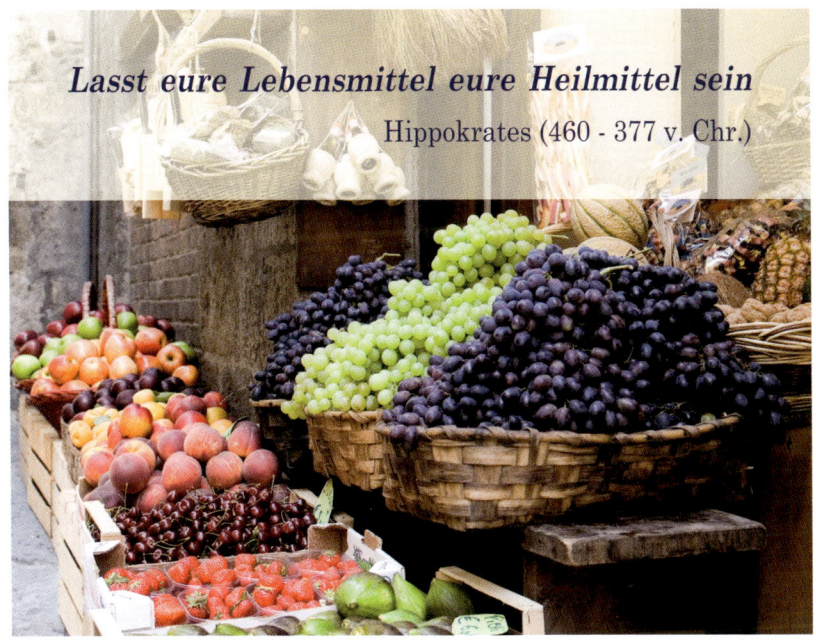

Wenn Sie heute Ihren Arzt oder Apotheker fragen, was er unter einem Heilmittel versteht, dann fallen Ihm vielleicht Begriffe ein wie: Betablocker, Entzündungshemmer, Diuretika, Antibiotika, Antidiabetika, Antirheumatika, Antiallergika usw.. Viel Anti – also dagegen.

Bei Hippokrates, Paracelsus und allen anderen berühmten Ärzten der vergangenen Jahrtausende war das noch anders. Da waren Heilmittel in erster Linie das, was gegessen und getrunken wurde. Obst, Gemüse, Getreide, Kräuter und fermentierte Getränke wie Wein, Essig, Bier, Met, Kombucha, Kwass oder Kefir. Also Mittel für das Leben.

Einige Gärgetränke wurden geradezu als Lebenselixier verehrt. Manche von ihnen waren den Göttern vorbehalten wie Amrita, das im Sanskrit für „Unsterblichkeit" steht. In der griechischen Mythologie ist von dem Göttertrank Ambrosia die Rede. Auch er verlieh den himmlischen Wesen ein ewiges Leben.

Wie im Himmel, so auf Erden....
Natürlich gab es auch für die Menschen ein entsprechendes Getränk: das sagenumwobene Soma. In einer alten heiligen Schrift Indiens, der Rig Veda steht: *„Wir haben das Soma getrunken, wir sind unsterblich geworden, wir haben das Licht gesehen, wir haben die Götter gesehen."*

Mit *„unsterblich"* ist sicherlich ein sehr, sehr langes Leben bei vollster Gesundheit gemeint. Denn irgendwann müssen wir alle unseren Körper verlassen. Die Frage ist nur wann und in welcher Verfassung. Die Pflegebedürftigkeit im Alter nimmt bei uns immer mehr zu. Alzheimer, Demenz, Parkinson und Co. sind rasant auf dem Vormarsch.

Bei Naturvölkern war das nicht so. Hier war die ältere Generation noch mit über 100 Jahren voll in die Gesellschaft integriert. Ganz klar: Es gab keinen Stress, keine Umweltgifte und keinen Elektrosmog. Auch die Ernährung war eine andere. Auf den Tisch kamen frisches Obst, Gemüse und Kräuter – selten Fleisch. Und es gab das, was in unserer heutigen Nahrung fast komplett fehlt: Jede Menge fermentierte Lebensmittel.

Wussten Sie, dass unsere Vorfahren keine Milch, so wie wir sie heute kennen, getrunken haben? Warum, werden Sie erstaunt fragen. Die Antwort: Weil es früher keine Kühlschränke gab!!!! Ließ man früher Milch einige Stunden im Warmen stehen, wurde daraus Sauermilch. Die schmeckte lecker, war einige Tage haltbar und war gut verdaulich. Wenn Sie heute im Supermarkt eine Milch kaufen und einige Tage im Warmen stehen lassen, dann fault diese vor sich hin. Kein Mensch würde so etwas freiwillig trinken. Fast überflüssig zu erwähnen, dass unser heutiger Joghurt oder Kefir auch nicht mehr das ist, was er mal war. Nahrungsmittel müssen heute vor allem eines: lange haltbar sein! Vor rund 90 Jahren wurden die ersten Joghurts in den Apotheken verkauft. Heute bekommen wir dort überwiegend Medikamente. Die wahren Heilmittel im Sinne von Hippokrates müssen wir zuhause in unserer Küche selbst herstellen. Und das ist einfacher, als Sie denken ...

Freundliche Bakterien schützen unsere Gesundheit

Etwa 40 bis 50 Tonnen Nahrung wandern im Laufe eines durchschnittlichen Menschenlebens durch unseren Verdauungstrakt. Das entspricht dem Gewicht von acht bis zehn ausgewachsenen Elefantenbullen. Eine unglaubliche Leistung eines erstaunlichen Organs, das oft verkannt wird. Doch ohne ihn ginge nichts weiter. Der Darm ist mit 100 Billionen Mikroorganismen (Darmbakterien) an Bord zuständig für die Aufnahme und Abgabe von Nährstoffen im Körper. Es gilt 70 Billionen Zellen zu versorgen – mit Nährstoffen, Vitaminen, Mineralstoffen und vor allem mit Energie. Der Darm ist gleichzeitig unser wichtigstes Immunorgan – 80 Prozent unserer Abwehrzellen leben im Darm.

Wenn der Darm krank bzw. in seiner Funktion gestört ist, können alle anderen Maßnahmen (Ernährung, Akupunktur, Homöopathie etc.) nur bedingt wirken - weil sie im Körper-Geist-Seele-System nicht richtig weitergeleitet und verarbeitet werden können. Über das Nervensystem ist der Darm mit allen Körperregionen und Organen, insbesondere mit unserem Gehirn, verbunden. Dadurch entstehen jeweils in Körper und Psyche gesunde oder kranke Wechselwirkungen, wie z. B. chronische Müdigkeit, Allergien, Rheuma, Kopfschmerzen, Verdauungsstörungen, Depressionen.

Die Funktionsfähigkeit unseres Darms bestimmt daher in hohem Maße darüber, ob wir gesund oder krank sind, gut drauf oder schlecht gelaunt! Ist der Darm gesund, lebt auch unser „Bauchgefühl" auf. Die Kommunikation zwischen Kopf und Bauch/Herz gelingt besser – und wir führen ein selbstbestimmteres und erfülltes Leben!

Gründe genug, etwas für die Darmgesundheit zu tun, oder?

Aber was? Die Entscheidung, ob wir ständig zwischen Krankheit und Halbgesundheit hin- und herpendeln oder eine durchgehend starke Konstitution haben, wird in der Darmflora getroffen - der Besiedlung des Darmes mit Bakterien.

Fakt ist: Jeder von uns trägt über 1,5 Kilo Bakterien im Körper herum!

Für unser Wohlbefinden ist es entscheidend, ob im Darm die guten, gesundheitsfördernden Bakterien die Überhand haben – oder krankmachende Keime. Leben sie im richtigen Verhältnis zueinander, spricht man von einer Symbiose, einem gesunden Zusammenspiel. Dann funktioniert der Darm einwandfrei und der Mensch kann seine Gesundheit bestens selber regulieren, so wie es von der Natur her angelegt ist. Verschiebt sich das Gleichgewicht aber – was heute sehr häufig ist – zugunsten der krankmachenden Keime, spricht man von Dysbiose (griech. *dys.* = falsch, schlecht, übel). So etwas geschieht etwa durch Antibiotika, Fast Food, Umweltgifte, Stress, zuviel Alkohol oder Elektrosmog. Durch die Dysbiose entsteht allmählich eine Selbstvergiftung des Darmes und später des gesamten Organismus mit möglichen ernsten Folgen für die Gesundheit. Hier ist es enorm wichtig, rechtzeitig gegenzusteuern mit „guten Bakterien", die die Kräfteverhältnisse im Darm wieder harmonisieren.

Bakterien als Gesundheitserreger

Das Zauberwort heißt lebendige Mikroorganismen. Das sind kleinste, nur unter dem Mikroskop sichtbare Lebenseinheiten. Überall, wo Leben erblüht, spielen sie eine Schlüsselrolle. Mikroorganismen sind höchst vital und haben erstaunliche Fähigkeiten überall in der Natur. Sie produzieren z. B. unermüdlich wertvolle Vitalstoffe. Die wichtigsten Bewohner unserer Darmschleimhaut sind Milchsäurebakterien (Lactobakterien) und Bifidobakterien. Die sogenannten „Probiotika" kommen im Idealfall in großer Zahl vor und sind entscheidend für unsere Gesundheit. Diese Mikroorganismen können in der Nahrung vorkommen, z. B. in Joghurt, Buttermilch, Kefir, Sauerkraut und Rote Beetesaft. Überwiegen die guten Milchsäurebildner im Darm, spricht man in Fachkreisen auch von einer Eubiose (griech. *eu* = gut). Abwehrkraft und Funktion des Darmes sind dann gewährleistet – ein möglicher Garant für ein wertvolles, glückliches, langes Leben.

Im Alten Testament kann man nachlesen, dass Abraham sein hohes Alter auf den regelmäßigen Verzehr von gesäuerter Milch zurückführte. In Bulgarien sollen die Menschen steinalt werden, weil sie – neben viel Knoblauch – täglich frischen Joghurt und Sauermilchprodukte zu sich nehmen. Jede Kultur kennt fermentierte Lebensmittel. In Asien ist es das fermentierte Soja, in den osteuropäischen Ländern Kefir und Joghurt, bei uns das Sauerkraut.

Doch die meisten von uns nehmen heute keine unerhitzten, fermentierten Nahrungsmittel mehr zu sich. Weil diese oft auch gar nicht mehr zu bekommen sind. Und weil das Bewusstsein dafür nur noch wenig existiert. In der heutigen Lebensmittelindustrie liegt leider der Fokus auf Haltbarkeit und nicht auf Gesundheit. Der Nachteil: Milchsäurebakterien und andere Mikroorganismen verlieren durch die Erhitzung und die lange Lagerzeit in den Kühlregalen ihre Lebendigkeit und damit ihre Heilkraft. Die gesunde Wirkung solcher Produkte auf den Darm ist heute leider nur noch verschwindend gering.

Die frühen Ärzte in Antike und Altertum kannten die Heilkraft der Nahrungsmittel und der fermentierten Lebensmittel. Sie arbeiteten intensiv und erfolgreich mit ihnen.

In China war es sogar lange üblich, dass der Arzt seinen Patienten ins nächste Restaurant schickte mit einem Heilrezept für den Koch. Dort konnte der Kranke sich gesund essen – mit den richtigen, heilenden Zutaten, versteht sich. Auch die Äbtissin Hildegard von Bingen kurierte die meisten Beschwerden der Kranken mit Heilmitteln aus der Küche.

Heute geht das nicht mehr. Heute gibt es im Supermarkt nur noch Nahrungsmittel. Sie machen zwar satt, können uns aber laut dem Ernährungsforscher Professor Kollath nicht auf Dauer gesund erhalten. Im Gegensatz dazu empfiehlt er Lebensmittel. Wie der Name schon sagt, tragen sie noch Leben in sich. Frische, nicht erhitzte und fermentierte Speisen. Sie enthalten neben Fett, Eiweiß, Kohlenhydraten und Mineralstoffen alles, was der Mensch braucht und was leider durch Erhitzen und Konservieren zerstört wird: Vitamine, Enzyme und die sogenannten sekundären Pflanzenstoffe.

Früher kam die Nahrung frisch auf den Tisch. Kühlschränke, künstliche Konservierungsstoffe und lange Lieferwege gab es nicht. Lebensmittel konnten nur durch Trocknen, Einsalzen und durch Fermentation haltbar gemacht werden. Die letztgenannte Methode führte nebenbei noch dazu, dass die Menschen etwas Essentielles für ihre Gesundheit taten.

In der heutigen Nahrungsmittelindustrie liegt leider der Fokus primär auf Haltbarkeit und nicht auf Gesundheit. So werden Gärprozesse der Nahrungsmittel durch Erhitzen, Kühlung oder durch künstliche Konservierungsmittel gestoppt.

Folge: Die ursprünglich lebendige Nahrung verliert fortschreitend Licht- und Lebensenergie, je länger der Weg zwischen Ernte und Nahrungsaufnahme dauert.

Die Leidtragenden sind wir bzw. unsere Körper, die sich mit Nahrung herumschlagen müssen, die aufbereitet und denaturiert wurde, und die beim Verzehr nur noch wenige Vitalstoffe und Energie aufzuweisen hat. Eher leblose und schädigende Stoffe wie Konservierungsstoffe, Geschmacksverstärker etc. Und das schlägt sich ganz schnell auf das Zentrum unserer Gesundheit: den Darm!

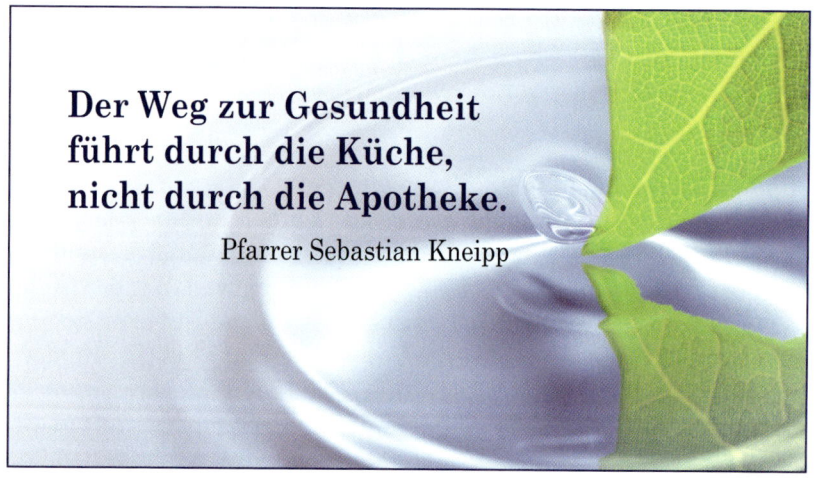

Der Weg zur Gesundheit führt durch die Küche, nicht durch die Apotheke.
Pfarrer Sebastian Kneipp

Auf der Suche nach dem Zaubertrank

Erinnern Sie sich noch an Asterix und Obelix und ihren Zaubertrank? Dieser Comic über die Gallier und die Römer hatte immer dann seine Höhepunkte, wenn der geheimnisvolle Trank des Druiden Miraculix ins Spiel kam und unerwartete, atemberaubende Auswege aus Katastrophensituationen bewirkte. Eine uralte Rezeptur, die den Trinkenden für bestimmte Zeit unbesiegbar macht, der jedoch nur zur Verteidigung, nicht aber zum Angriff verwendet werden darf.

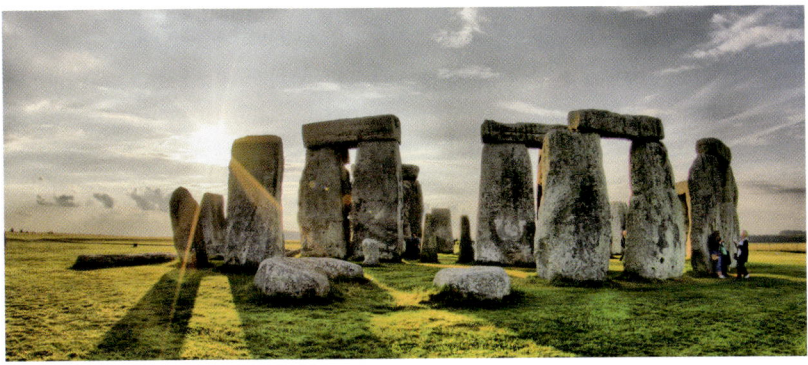

Wer war nicht erstaunt über Obelix, den großen Dicken, der als Kleiner in den Zaubertrank gefallen war und seitdem über übernatürliche Kräfte verfügte ...

Und die ungleichen Kämpfe zwischen einer handvoll Gallier, die – unter Zaubertrank – ganze Heerscharen der angreifenden Römer vernichteten, einfach lässig so nebenher.

Natürlich verrät der Druide sein Geheimrezept nicht, dessen Herkunft sich in grauer Vorzeit verliert und allein von Druidenmund zu Druidenohr weitergegeben wurde. Nur Misteln, Erdbeeren, Rote Rübensaft und den Hummer (der aber nicht unbedingt rein muss in die Brühe) gibt er zu. Aber manche haben ihm doch heimlich beim tagelangen Rühren und Mixen und Zaubersprüche brabbeln in den Kessel geguckt...und wollen dabei so mancherlei weitere Geheim-Zutaten erspäht haben.

Wichtig ist nur: Die Alchemie des Tranks hat offensichtlich gewirkt! Die Gallier waren unschlagbar.

Leider steht uns die geheime Rezeptur aus der parallelen Comic-Welt nicht wirklich zur Verfügung – aber der Wunsch nach einem Zaubermittel, der einem über die normale Ernährung hinaus Gesundheit, Lebenskraft und Lebensfreude schenkt, ist in der heutigen Zeit überall gegenwärtig - stärker als jemals zuvor.

Viele Menschen suchen heute „Wundermittel", die ihnen die verlorene Gesundheit zurück bringen. Allerdings, und das ist das Problem: Sie wollen nicht selber etwas dafür tun! Solange der moderne Wohlstandsmensch jedoch zu viel tierisches Fett, Fleisch, Zucker und unausgereifte Früchte aus dem Supermarkt isst, solange er hauptsächlich tote statt lebendige Nahrung zu sich nimmt und sich kaum bewegt, wird sein Darm eine Fäulnisgrube sein und ihn von innen her vergiften.

Ein „Zaubermittel", was es wirklich gibt – seit vielen 1.000 Jahren – sind fermentierte Lebensmittel. Und ihre ursächliche Wirkung hat keine Nebenwirkungen, weil sie von Natur aus wie Obst und Gemüse zur gesunden Ernährung gehören. Sie beleben Körper und Geist und halten den Darm, die Wurzel der Gesundheit, gesund. Sie wirken nicht so sensationell wie Antibiotika, sondern sanft und gerade deswegen gründlich.

Zuerst werden Sie die guten Veränderungen im Körper vielleicht gar nicht spüren. Wenn Sie jedoch Ihre Blut- und Leberwerte prüfen lassen, werden Sie schon nach einigen Monaten durch fermentierte Lebensmittel eine deutliche Verbesserung feststellen. Sie reinigen, je nach Art des Produktes, mehr oder weniger stark Darm, Blut und Lymphe. Ihr Geheimnis: lebendige Mikroorganismen – winzige lebendige Multitalente aus der Natur. Mit gewissen Zauberkräften.

Lebensspender und Bindeglieder: Mikroorganismen

Mikroorganismen spielen eine Schlüsselrolle für das Leben. Im Boden sorgen die Bodenbakterien und Pilze für ein gesundes Pflanzenwachstum. In den Zellen aller Lebewesen sorgen andere Mikroorganismen vereint als Mitochondrien für die Energiegewinnung. Auf den Beeren, Früchten und Kräutern erzeugen wiederum andere Mikroben eine Schutzschicht gegenüber Viren, Bakterien und Schimmelpilzen. Das Gleiche passiert im menschlichen Darm durch ähnliche Mikroorganismen. Über die Nahrung zugeführt, unterstützen die Mikroorganismen, die von Natur aus auf den Beeren, Früchten und Kräutern vorhanden sind, die Gesundheit auf erstaunlich vielfältige Weise.

So wirken aufbauende Mikroorganismen

1. Sie unterstützen die Reinigung von Lymphe, Blut und Darm und fördern die Verdauung. Vitamine und Mineralien werden besser aufgenommen und Schadstoffe wie z. B. Schwermetalle besser abgebaut. Einzigartige Entschlackung ist die Folge.

2. Sie regen das Immunsystem an. So steigt z. B. die Zahl der T-Lymphozyten, die Krebskillergruppe des Körpers, enorm.

3. Sie unterstützen das Gleichgewicht der Darmflora – damit die nützlichen Keime die Oberhand behalten und Fäulnis entgegengewirkt wird.

4. Sie schützen den äußeren Schutzwall der Darmflora als auch die innere Schutzbarriere und sie wehren schädliche Keime ab.

5. Sie erzeugen wichtige Vitalstoffe wie Vitamine, Enzyme, organische Säuren und Fettsäuren. Enzyme sind die „Werkzeuge" des Lebens und für alle Stoffwechselvorgänge im Körper unverzichtbar. Sie sorgen auch dafür, dass die Zellen jung bleiben und helfen dem Körper so, seine wichtigen Funktionen optimal auszuführen.

In allen Hochkulturen der Menschheit wurde die Kraft der gesunden Mikroorganismen in Form von gegorenen Getränken wirksam verstärkt und genutzt. Trotz dieser vielen Vorteile behandeln viele Ärzte und Ernährungswissenschaftler Mikroorganismen und Gärgetränke heute stiefmütterlich. Viele Ernährungswissenschaftler glauben immer noch, einzelne Inhaltsstoffe seien für die gesunde Wirkung eines Produktes oder Lebensmittels allein verantwortlich. Das ist ein großer Irrtum. Die Wissenschaft will das Wunder des Lebens durch die Chemie toter Stoffe erklären und übersieht die Kraft des Lebendigen.

Die Bedeutung der Lebenskraft zeigen z. B. die Forschungsergebnisse der Leiterin der medizinischen Auswahlkommission für die sowjetischen Kosmonauten, Frau Dr. Schatalova: Sie fütterte Mäuse mit einem künstlichen Gemisch, das chemisch genau der Zusammensetzung von Milch entsprach mit allen nötigen Vitaminen, Mineralien und Spurenelementen. Die armen Tiere starben dabei noch schneller als diejenigen, die nur mit Wasser ernährt wurden. Mit ein paar Tropfen unbehandelter Milch zusätzlich ging es den Tieren wieder besser. Der entscheidende Unterschied zwischen dem künstlichen Milchmix und unbehandelter echter Milch sind die Mikroorganismen, die in jeder Milch von Natur aus enthalten sind.

Träger biologischer Energie

Außerdem kommt es nicht allein auf das Vorhandensein aller Stoffe an, sondern auf die biologische Energie, die allem Lebendigen innewohnt. Mikroorganismen, Wasser und alles, was sich von Natur aus gebildet hat, sind die Träger dieser Energie. Die Lebenskraft einiger Mikroorganismen ist so groß, dass sie sogar die unwirtlichen Bedingungen im Weltall, ohne Sauerstoff, ohne Nahrung und Wasser, ohne Schutz vor den kosmischen Strahlen und bei extremster Kälte überleben. Und einiges spricht dafür, dass sie einen Teil dieser Lebenskraft auch auf uns übertragen können – zumindest die Mikroorganismen, die von Natur aus zur menschlichen Ernährung gehören. Das sind die Mikroorganismen in der Milch, auf den

Kräutern, Beeren und Früchten. Das wird im Verlaufe dieses Buches noch näher beleuchtet.

Auch aus einem anderen Grund ist es nicht möglich, nur anhand von einzelnen Wirksubstanzen und rein chemischer Abläufe die vielfältige Wirkung von Mikroorganismen zu erfassen: Allein im menschlichen Darm hat man bereits mehr als 400 verschiedene Arten von Mikroorganismen entdeckt. Jede einzelne von ihnen produziert eine Vielzahl verschiedener Substanzen. Forscher sind sich einig: Selbst wenn alle Wissenschaftler dieser Erde gemeinsam nur einen einzigen Mikroorganismus nachbauen wollten - sie würden scheitern. Falls dies doch gelänge, wäre damit nicht viel erreicht, denn alle Mikroorganismen im menschlichen Körper stehen in wechselseitiger Abhängigkeit zueinander. Sie bilden ein Ökosystem, vergleichbar mit einem Wald. Ein gesunder Wald ist von einer gesunden Umwelt abhängig - und umgekehrt! Genauso sind die Mikroorganismen in unserem Körper von einer gesunden Ernährung abhängig. Die Gesundheit ist wiederum von den Mikroorganismen in uns und in der Nahrung abhängig. Es ist ein in Jahrmillionen gewachsenes Zusammenspiel.

Stellen Sie sich vor, Sie würden alle chemischen Stoffe kennen, die im Wald von Pflanzen und Tieren erzeugt werden - das Ökosystem Wald bliebe trotzdem ein Rätsel. Der Gesamtzusammenhang ginge in der Fülle der Einzelheiten unter. Oder anders ausgedrückt: Alle Blätter zusammen machen noch keinen Wald.

Das gleiche trifft auf Mikroorganismen zu. Allein die wichtigsten Forschungsergebnisse füllen mehr als 10.000 Seiten. Sie sagen aber nur aus, welche Substanzen entstehen und was einzelne Mikroorganismen bewirken - nicht, welche natürlichen Zusammenhänge zu beachten sind. Mikroorganismen sind als lebendiger Teil eines funktionierenden Ganzen zu verstehen - als Bindeglied im Ökosystem Mensch. Sie sind lebenswichtig.

Mikroorganismen – Lebendigkeit aus dem Pflanzenreich

Mit ihnen begann alles Leben auf dieser Erde: Mikroorganismen. Der Begriff „Mikroorganismus" kommt aus dem Altgriechischen und bedeutet Kleinstlebewesen. Bakterien, Hefen, bestimmte Pilze, Viren und Algen zählen zu ihnen. Obwohl Mikroorganismen eigentlich keine Pflanzen sind, zählen sie zum Pflanzenreich.

Louis Pasteur und Robert Koch entlarvten vor gut einem Jahrhundert Bakterien als Erreger lebensgefährlicher Seuchen. Seitdem gelten die Mikroorganismen allgemein als Erzfeinde des Menschen. Wer das Wort Bakterien hört, denkt zuerst an Krankheit. Jedoch verdanken wir den Bakterien die Bekömmlichkeit von Sauerteigbrot, Joghurt und Kefir. In jedem Supermarkt finden Sie Joghurt mit „lebenden Lactobacilluskulturen". Auch das sind Bakterien, die sogar gesund sein sollen. Ein Widerspruch?

Nein, denn es gibt nützliche und schädliche Bakterien, und es gibt gesunde und krankmachende Hefen. Dies trifft auch für Schimmelpilze zu: Verschimmeltes Brot gefährdet die Gesundheit, während Edelpilzkäse, das ist ein Käse, der mit Schimmelpilzen beimpft wird, nicht nur den Speiseplan bereichert, sondern auch das Immunsystem trainiert.

Gesunde Mikroorganismen sind für das Leben von Menschen, Tieren und Pflanzen unentbehrlich. Wie kommt das?

Um dies zu verstehen, müssen wir etwa dreieinhalb Milliarden Jahre zurückschauen, als sich die ersten Lebensformen aus der allgegenwärtigen Schöpfungskraft entwickelten: die Bakterien. Es gab damals weder Sauerstoff zum Atmen noch Pflanzen oder Tiere als Nahrung. Die Bakterien entwickelten erst die Voraussetzungen für die Entstehung höherer Lebensformen. Sie lernten, Energie aus allen möglichen chemischen Verbindungen zu gewinnen. 500 Millionen Jahre brauchten sie, dann konnten sie das Sonnenlicht als Energiequelle nutzen. Eine Milliarde Jahre später setzten die Cyanobakterien in den Ozeanen erstmals Sauerstoff frei. So baute sich in vielen 100 Millionen Jahren eine Sauerstoffatmosphäre auf, lange bevor es Pflanzen gab. Aus dem Sauerstoff der Atmosphäre entstand eine Ozonschicht, die den größten Teil der lebensfeindlichen UV-Strahlung zurückhielt. Ist es nicht ein Wunder, dass der Sauerstoffgehalt der Luft und die durchschnittliche Temperatur der Erde über Jahrmilliarden so konstant bleibt?

Von den Mehrzellern bis zum Menschen

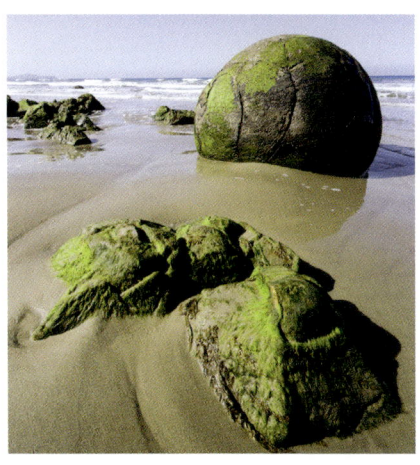

Nach etwa zwei bis drei Millionen Jahren schlossen sich einige Bakterien zu Zweckgemeinschaften zusammen. So entstanden die Mehrzeller. Das einzelne Bakterium spezialisierte sich im Verbund. Nach dem Motto: Einer für alle, alle für einen – Symbiose genannt. In der Zusammenarbeit gelang es den Mikroorganismen, besser zu überleben und neue Lebensräume zu erobern - ein gewaltiger Schritt der Evolution. Dadurch war der Weg frei für die Entwicklung höherer Lebensformen und für die Besiedelung der gesamten Erde. Aus den Mehrzellern entwickelten sich alle Lebewesen bis hin zum Menschen.

Die gegenseitige Hilfe hat sich bis heute bewährt: Alle Tiere, Pflanzen und auch der Mensch leben in Eintracht (Symbiose) mit Mikroorganismen. Es gibt aufbauende Mikroorganismen und abbauende. Die Aufbauenden erzeugen eine höhere Ordnung der Stoffe zum Aufbau von Lebensstrukturen; die Abbauenden (z. B. Bodenbakterien) wandeln organisches Material in Humus um. Wenn die Aufbauenden im menschlichen Körper die Oberhand haben, sind wir gesund. Sind die Abbauenden vorherrschend, sind wir krank oder tot. Es gibt auch Spezialisten unter den Mikroorganismen.

Wussten Sie, dass in Ihrem Körper die Energiegewinnung aus der Nahrung auch mit Hilfe von Mikroorganismen erfolgt? Wahrscheinlich nicht, denn diese Erkenntnis ist so neu, dass sie noch nicht in die Schulbücher aufgenommen wurde. Durch DNA-Analysen gelang der Beweis, dass die Energiezentralen in jeder Körperzelle, die sogenannten Mitochondrien, aus mindestens zwei verschiedenen Mikroorganismen gebildet werden.

Ohne Mikroorganismen gäbe es uns nicht. Sie waren nicht nur ein wichtiges Bindeglied in der Kette der Evolution, sie sind auch ständiger Begleiter und Förderer des Lebens.

Milliarden Pilze und Bakterien im Boden verwandeln ständig die Abfallstoffe der Pflanzen und Tiere in organische Nährsubstanz. So entsteht ein fruchtbarer Humusboden – die Basis für gesundes Gemüse. Unsere Erde wäre schon längst unbewohnbar, würden die abbauenden Mikroorganismen nicht den Abfall anderer Lebewesen wieder in fruchtbaren Boden verwandeln.

Ein Baum kann sich sogar an einem nährstoffarmen Steinhang behaupten, wenn spezielle Mikroorganismen im Boden vorhanden sind, die den Stickstoff der Luft in Dünger verwandeln.

Säugetiere geben ihren Jungen mit der Muttermilch aufbauende Mikroorganismen (Bifido oder Bifidus genannt), damit sie die Milch besser verdauen können und gegen Infektionen geschützt sind.

Eine Kuh könnte von Gras überhaupt nicht leben. Erst Bakterien verwandeln die Zellulosefasern der Gräser in verdauliche Nahrung. Sie arbeiten milliardenfach im Pansen, dem besonderen Magen der Kuh. Auch Termiten können Holz nur über die Mikroorganismen im Darm verwerten.

Mikroorganismen sind Multitalente

Gesunde Mikroorganismen sind eine Hauptsäule des Immunsystems. Gegen krankmachende (pathogene) Keime bilden Mikroorganismen einen Schutzwall. Sie verteidigen uns gegen schädliche Umwelteinflüsse auf der Haut, im Mund und im Darm – also überall dort, wo wir mit unserer Umwelt in Berührung kommen.

Wussten Sie, dass in Ihrem Darm zehnmal mehr Mikroorganismen für Ihr Wohl sorgen, als Ihr Körper Zellen hat? Das ergibt die astronomische Zahl von 100 Billionen Mikroorganismen – zehntausend mal mehr als alle Sterne der Milchstraße. Gemeinsam mit den Zellen der Darmwand lassen sie alles, was wir zum Leben benötigen, in das Innere des Körpers hinein und wehren gleichzeitig Gifte und Krankheitskeime ab. Wird dieser biologische Schutzwall geschwächt, können vermehrt schädigende Nahrungsmittelbestandteile durch die Darmwand in das Blut eindringen. Das begünstigt allergische Reaktionen. Wer unter Nahrungsmittel-Unverträglichkeiten oder Allergien leidet, sollte deshalb nicht nur die entsprechenden Lebensmittel meiden. Wichtig ist es auch, den lebenden Schutzwall des Darmes zu stärken. Probiotische Mikroorganismen und fermentierte Lebensmittel sind dafür besonders geeignet.

Die gesunden Mikroorganismen im Darm bilden zusammen die Darmflora. Sie begnügen sich mit einem Teil unserer Nahrung als Energiequelle. Dadurch geht uns nicht einmal etwas verloren – im Gegenteil: Die Mikroorganismen stellen beispielsweise während der von ihnen durchgeführten Gärung aus den Zuckerbestandteilen (Kohlenhydrate) der Nahrung Vitamine und Enzyme her. Aus weniger wertvollen Substanzen erzeugen sie zahlreiche Schutz- und Vitalstoffe, die der Körper selbst nicht bilden kann.

Einen Großteil der Vitamin K-Versorgung des Körpers verdanken wir den Mikroorganismen im Darm. Vitamin K ist für die normale Funktion der Blutgerinnung wichtig. Hämorrhoiden und zu starke Monatsblutungen werden durch einen Mangel an Vitamin K begünstigt. Mit Lactobacilluskulturen vergorene Lebensmittel wirken hier vorbeugend.

Einer der wichtigsten von der Darmflora erzeugten Vitalstoffe ist Vitamin B_{12} (Cobalamin). Dieses Vitamin ist insbesondere an der Blutbildung beteiligt, erhält unser Nervensystem gesund und hilft Fette, Kohlenhydrate und Proteine richtig zu verwerten. Im Darm leben nicht nur Bakterien, die Vitamin B_{12} herstellen, sondern auch Mikroorganismen, die es abbauen. Die dem Körper zur Verfügung stehende Menge hängt vom Gleichgewicht dieser beiden Bakterientypen ab. Vergorene Lebensmittel wie Kefir, Buttermilch, Sauerkraut oder alkoholarme Hefegetränke wirken hier vorbeugend, weil sie das Gleichgewicht zugunsten der B_{12} produzierenden Mikroorganismen verschieben können. Bei Vegetariern, die keine oder wenig Gärprodukte verzehren, kommt es oft zu einem Mangel an Vitamin B_{12}.

Einige Darmbakterien erzeugen organische Säuren, das Vitamin Folsäure und natürliche Antibiotika. Das erschwert die Ansiedlung feindlicher Bakterien und Krankheitserreger. Die so genannten Bifidusbakterien sind dabei besonders wichtig.

Mikroorganismen als Nahrungsveredler

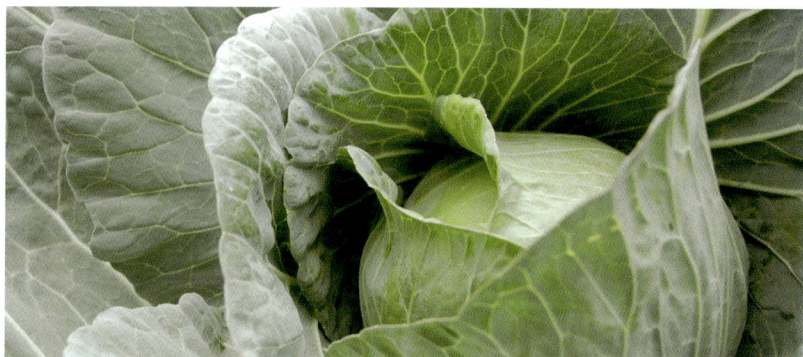

Schon vor Tausenden von Jahren schätzten die Menschen den Geschmack, den Nährwert und die wohltuende Wirkung von fermentierten Lebensmitteln, die reich an gesunden Mikroorganismen sind:

Sauerkraut, Joghurt und Sauermilch zum Beispiel. Diese Lebensmittel entstehen durch Milchsäuregärung. Das bedeutet, hier arbeiten eine Menge gesunder Bakterien, um aus Weißkohl oder Milch eine wahre Gesundheitsspeise zu erzeugen. Wir nennen diese Bakterien Lactobacillen oder auch Milchsäurebakterien, weil sie Milchsäure herstellen (*lac*, lat. = Milch).

Auch Bier und Wein entstehen durch die Arbeit bestimmter Mikroorganismen. Wissenschaftler nennen diese „*Saccharomyces cerevisiae*". Wir kennen sie unter dem Namen Bier-, Wein- oder Bäckerhefe. Hefen sind kleinste biochemische Wunderwerke. Während der Hefegärung erzeugen sie eine Vielzahl an Vitaminen, Aminosäuren und Enzymen. Sie verwandeln Zucker in Alkohol, der für die lange Haltbarkeit von Bier und Wein verantwortlich ist. Dabei entsteht auch Kohlendioxid, sichtbar beispielsweise an den Perlen, die in Sekt aufsteigen. Dieses Gas dient im Hefebrot als Triebmittel und sorgt in gelöster Form für den erfrischenden Geschmack von Bier, Wein und Sekt. Ohne Hefe wäre Bier nur eine fade Brühe und Brötchen eine pappige Masse.

Die Sumerer brauten Bier schon vor 6.000 Jahren – vermutlich aus Hirse. Die Babylonier verwendeten die Hälfte der Getreideernte zur Bierproduktion. Es ist nicht bekannt, ob sie dabei mehr den Nährwert oder den Alkohol schätzten. Sicher ist aber: die gesunde Wirkung von Gärgetränken wie Bier und Wein verdanken wir den Zutaten und vor allem der Hefegärung.

Das Bierbrauen wurde vermutlich von heilkundigen Frauen entwickelt. Früher sorgte noch die Großmutter für das Wohlergehen der gesamten Familie. Ein Arzt war selten nötig. Gerade mit Gärgetränken, die zugleich der Gesundheit und dem Genuss dienten, konnten die Frauen auch die Familienbande fester knüpfen. Durch die Zugabe von Kräutern stellten sie für jeden Zweck das geeignete Gärgetränk her. Wenn der Mann zur Geliebten gehen wollte, kamen libidobremsende Kräuter ins Bier, in den Wein oder ins Essen. Zu Hause geschah bei Bedarf das Gegenteil mit stimulierenden Zutaten. Einige Frauen hatten ein dermaßen großes Heilwissen, dass sie auch über viel Anerkennung, Macht und Einfluss verfügten. Die

Kirche und die Fürsten brauchten jedoch gefügige Untertanen. So wurde im Mittelalter fast das gesamte Wissen der Frauen als heidnisch verurteilt, Überlieferungen vernichtet und heilkundige Frauen als Hexen verbrannt. Als Zugabe zum Bier wurde in Deutschland auf Grund eines Reinheitsgebotes nur noch der beruhigende Hopfen zugelassen und die Kirchen und Fürsten besaßen das Monopol für den Hopfenanbau. Hopfen enthält weibliche Sexualhormone – das fördert auch den „Bierbauch" – und hemmt bei Männern den Sexualtrieb. Auch das dürfte der Kirche sehr recht gewesen sein. Nur in Deutschland besteht das Reinheitsgebot noch immer.

Das Wunder der Fermentation

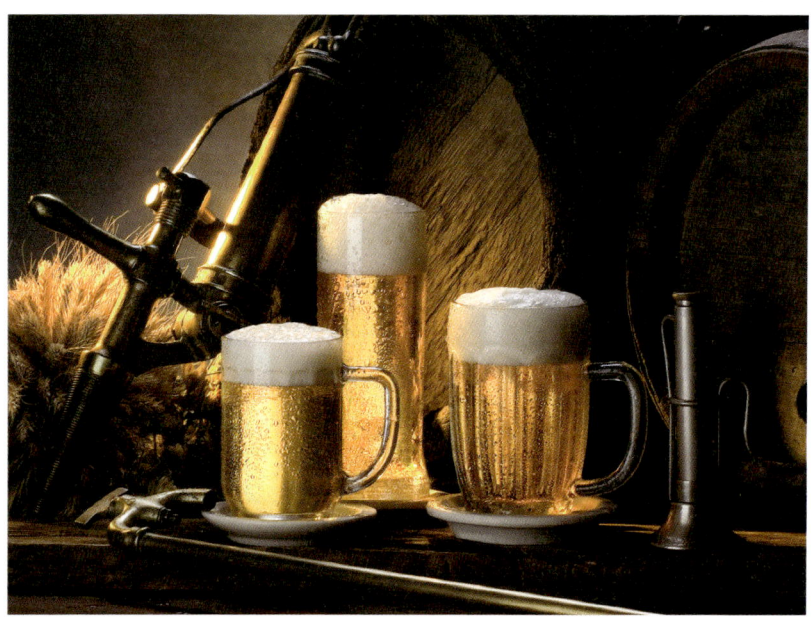

In den vergangenen Jahrhunderten kannten unsere Vorfahren kein Mikroskop, um die Mikroorganismen sehen und studieren zu können. Das war auch nicht nötig, um Gärprodukte herzustellen: So wie beim Menschen die Haut und die Darmwand mit einem Schutzwall aus Mikroorganismen belegt ist, so sind auch Früchte, Beeren, Kräuter und alle Wildpflanzen mit Mikroorganismen bedeckt. Die Hefen stellen dabei einen großen Anteil. Ein Saft aus reifen Früchten beginnt daher auch ohne weiteres Zutun zu gären (Hefegärung). Die Hefen verwandeln den Zucker aus Getreide und Früchten in Vitalstoffe und Alkohol.

Auch unpasteurisierte frische Milch (Vorzugsmilch) beginnt ohne Zutaten zu gären und es entsteht die gesunde Sauermilch. Die Milchsäurebakterien sind bereits in jeder Milch enthalten, damit sich im Darm des Tierbabys oder des Menschenkindes eine gesunde Darmflora bilden kann.

Früher gab es keine Hygienevorschriften. Häufig gelangten deshalb aus der Luft, durch weitere Zusätze oder durch Verunreinigungen andere Mikroorganismen in das gärende Getränk. So entstanden neue Gärprodukte mit unbekannten Eigenschaften. Diese Gärgetränke wurden von unseren Ahnen hoch geschätzt und sie wurden an die Nachkommen weitergegeben.

Wie der Käse erfunden wurde

Auch die Entstehung des Käses verdanken wir natürlichen Abläufen. Eine Legende erzählt, dass arabische Händler den Käse „erfanden". Auf ihren Kamelen schaukelten sie oft wochenlang durch die Wüste, um Waren zu befördern. Als Proviant transportierten sie frische Milch in zu Beuteln verschnürten Schafsmägen. Da Wasser in der Wüste rar ist, verzichteten sie eines Tages darauf, die Schafsmägen gründlich zu spülen. Dadurch verblieben Reste des Verdauungsfermentes Lab im Beutel. Die ahnungslosen Händler fügten so alles zusammen, was ihren Milchvorrat unterwegs in Käse und Molke verwandelte, nämlich Milch, Milchsäurebakterien und Labferment. Dieses Lab-Enzym lässt das Kasein der Milch gerinnen und aus der milchsauer vergorenen Milch scheidet sich eine feste Masse ab, der Käse. Übrig bleibt nur die wässerige Molke. Molke ist reich an Mineralien.

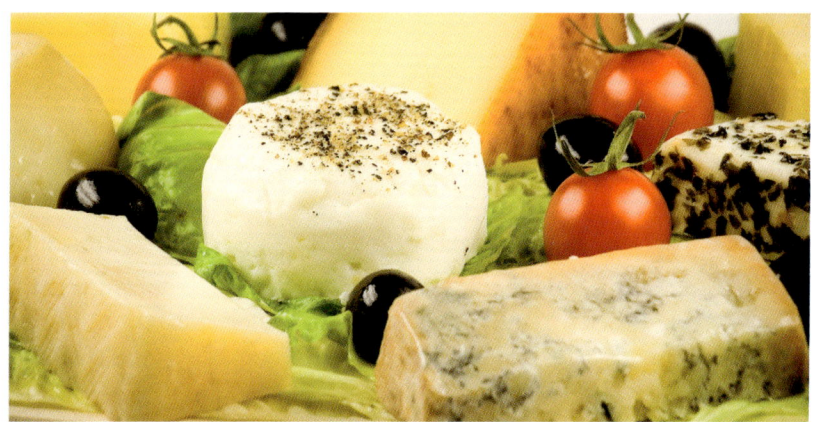

Der Ernährungswissenschaftler Udo Pollmer weist auf Studien hin, die einen möglichen Nachteil der Molke zeigen. Demnach sollen bestimmte Eiweiße der Molke Diabetes fördern. Vermutlich haben unsere Vorfahren deshalb instinktiv Molke lieber an die Haustiere verfüttert. Der Käse dagegen ist ein bekömmliches und vor allen Dingen wochenlang haltbares „Nährstoffkonzentrat", reich an Eiweiß, Fett, Mineralien und Vitaminen – der ideale „Energieriegel" für Siedler, die einen langen Winter überstehen mussten oder Händler, die sich auf weite Reisen durch unwirtliche Gebiete begaben.

Gärprodukte entstehen also immer von selbst, wenn man nur der Natur ihren Lauf lässt. Sie wurden aufgrund von Erfahrungen, Naturverständnis und Intuition weiterentwickelt. Im Laufe der Jahrhunderte lernten unsere Vorfahren, zahlreiche neue Lebensmittel durch Gärung zu erzeugen. Das war wichtig, um die inzwischen sesshaft gewordene und Ackerbau betreibende Menschheit auch im Winter zu ernähren. Besonders bekömmliche Gärprodukte wurden von Generation zu Generation, von Haus zu Haus und manchmal sogar von Land zu Land weitergereicht. Und es gab einige wenige Gärgetränke, die laut Überlieferung so phantastisch klingende Eigenschaften hatten, dass sie wie ein Augapfel gehütet wurden. Zu ihnen gehören das altindische Soma, der kaukasische Kefir und eine besondere Form des Teepilzgetränkes Kombucha, wie sie nur in einigen Klöstern kultiviert wurde.

Wenn Hefen und Bakterien gemeinsame Sache machen

Aus Gemüse, Obst oder Getreide entstehen heute durch die winzigen Helfer Bier, Wein, Obstessig, Sauergemüse, Sojasoße, Tofu, Sauerkraut und einiges mehr. Wenn Bakterien und Hefen gemeinsam wirken, können sie selbst aus einer einfachen Zuckerlösung, die mit ein paar Rosinen oder Kräutern versetzt wird, vitalstoffhaltige Getränke herstellen wie den Wasserkefir oder Kombucha.

Noch bis vor wenigen Jahrzehnten kümmerte man sich wenig um den Vitamin- und Enzymgehalt der Gärprodukte. Sie sollten in erster Linie gut schmecken, bekömmlich sein, berauschen oder möglichst lange haltbar sein – als Vorrat für den Winter.

Die vergorenen Lebensmittel wurden kaum nach ihrer gesunden Wirkung ausgewählt. Trotzdem besitzen auch die erwähnten herkömmlichen Gärprodukte gegenüber den unvergorenen Nahrungsmitteln gesundheitliche Vorteile:

- Sie sind durch die Gärung praktisch vorverdaut und dadurch bekömmlicher.
- Die enthaltenen Vitamine, Mineralien und Aminosäuren werden vom Körper leichter aufgenommen.
- Sie bleiben länger frisch und sind auch unkonserviert besser vor Schimmelpilzen und Fäulniserregern geschützt.
- Die erzeugten organischen Säuren unterstützen das Gleichgewicht der Darmflora.
- Der Vitamingehalt ist erhöht oder bleibt länger erhalten: Joghurt zum Beispiel kann gegenüber der Rohmilch bis zu 50 % mehr Niacin (Vitamin B 3) und ein Vielfaches an Folsäure enthalten. Sauerkraut enthält auch noch nach monatelanger Lagerung reichlich Vitamin C, während unvergorener Weißkohlsalat bereits in wenigen Stunden mehr als die Hälfte seines Vitamin-C-Gehaltes einbüßt.

Sauerkraut gegen Skorbut

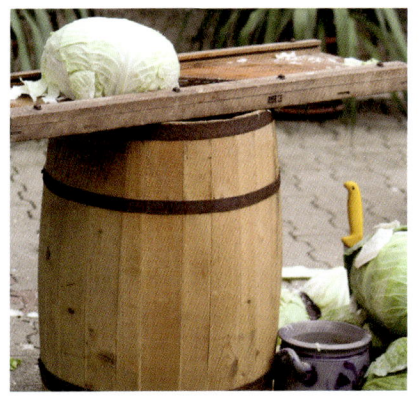

Auf Grund dieser Vorteile wurden vergorene Lebensmittel bereits von unseren Vorfahren hochgeschätzt, besonders in der kalten Jahreszeit, wenn es an Frischkost mangelte und der Vitaminbedarf nur mit Hilfe der monatelang haltbaren Gärprodukte gedeckt werden konnte. Gegorene Lebensmittel erleichterten die Besiedelung kälterer Erdregionen und für manche Pioniere wurden sie sogar zu „Überlebensmitteln", zum Beispiel für die Seefahrer vergangener Zeiten. Auf den ausgedehnten Entdeckungsfahrten der großen Abenteurer starben jahrhundertelang viele Besatzungsmitglieder an der Vitamin-C-Mangelerkrankung Skorbut. Vitamin C-reiche Frischkost konnte wegen der kurzen Haltbarkeit nicht mitgeführt werden. Auf manchen Reisen erkrankten 90 Prozent der Besatzung, viele starben. Das Gelingen einer Expedition hing somit im Wesentlichen von einer vollwertigen Ernährung ab. Der englische Weltumsegler James Cook (1728-1779) löste als erster dieses Problem. Auf seinen Pazifikreisen führte er auf Empfehlung des deutschen Kupferschmieds Heinrich Zimmermann viele Fässer Sauerkraut mit. Sauerkraut enthält auf Grund der Gärtätigkeit der Milchsäurebakterien auch noch nach langer Lagerzeit reichlich Vitamin C und andere wichtige Vitamine. So blieb seine Mannschaft fit und gesund.

Gesundes Sauerteigbrot

In wasserarmen Regionen der Erde wurde und wird Brot als Fladenbrot verzehrt. Es ist ein festes und relativ hartes Brot. In wasserreichen Gebieten genießen die Menschen ein leichtes und lockeres Brot. Das verdankten sie dem Sauerteig. Wenn gemahlenes Getreide

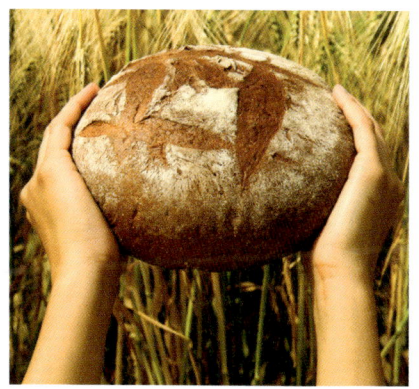
mit Wasser vermengt wird, beginnt die Sauerteiggärung. Die Mikroorganismen, die dies bewerkstelligen, stammten früher direkt vom Getreide. Es sind verschiedene Milchsäurebakterien, Saccharomyces cerevisiae (Bäckerhefe) und selten auch Enterobakterien.

Früher wusste der Mensch noch, wie er seine Lebensmittel besonders gesund und bekömmlich zubereiten kann. Die Sauerteigbereitung hat einen tieferen Sinn: Getreidekörner enthalten in der äußeren Randschicht nicht nur viele Vitamine und Spurenelemente, sondern auch eine Reihe von Giftstoffen, welche die Verdauung vieler Tiere und natürlich auch des Menschen behindern. Einer dieser Stoffe ist Phytin. Es macht Eiweiße schwerverdaulich und hemmt die Aufnahme von Spurenelementen. Die Milchsäuregärung im Sauerteig baut das Phytin ab. Das ist der Grund, warum echte Sauerteigbrote so bekömmlich sind. Auch Nüsse und Samen enthalten viel Phytin, das die Eisenaufnahme behindert. Milchsaure Gärgetränke wirken dem Phytin entgegen.

Heute ist es üblich, Brot mit Kunstsauer zu backen. Statt einer 24stündigen Teigführung reichen nun etwa zwei Stunden. Der Lebensmittelchemiker Udo Pollmer schreibt: *„Kunstsauer ist eine eigenwillige Mixtur von Feinchemikalien, die es erlaubt, ohne lebendige Sauerteigbakterien eine Masse zu fabrizieren, die Laien für Brot halten."* Bei dem mit Kunstsauer hergestelltem Brot unterbleiben der Phytinabbau sowie die Bildung von Vitalstoffen und gesunden organischen Säuren.

Besonders in biologisch arbeitenden Bäckereien kommt heute die Sauerteigzubereitung wieder zu Ehren. Viele Kunden schätzen diesen herrlichen Duft und die Bekömmlichkeit von frischem Sauerteigbrot. Einige wenige Bäcker verarbeiten sogar Getreidekörner, die vorher keimen konnten. Das ist der Gipfel gesunden Brotgenusses.

Die sagenhafte Heilkraft fermentierter Getränke

Seit mindestens 6.000 Jahren kennen und nutzen viele Völker die heilsame Kraft der vergorenen Getränke. In dem medizinischen Lehrbuch der alten Ägypter, dem Papyrus Eber, ist der Bodensatz des Bieres der wichtigste Arzneiwirkstoff. Diesen „Schlamm des Bieres", wie die hefereiche Ablagerung damals genannt wurde, verordneten die Ärzte am Nil vor allem als inneres Mittel gegen Hauterkrankungen, bei Geschwüren an den Beinen und bei Darmbeschwerden. Heilsalben wurden besonders gerne mit vergorenem Honig vermischt. Für die alten Ägypter war Bier neben Brot Hauptbestandteil der täglichen Ernährung. In der Hieroglyphenschrift gab es sogar ein eigenes Schriftzeichen für Bier und das Wort Mahlzeit setzte sich aus den Symbolen für Brot und Bier zusammen.

Viele große Ärzte und Heiler von Hippokrates (460 - 377 v. Chr.) bis Paracelsus (1494 - 1541) nutzten Bierhefe als Medizin. Dabei wurde ausschließlich der frische Bodensatz des Bieres verwendet, nicht die getrocknete Bierhefe. Der modernen Medizin kommt langsam die Erkenntnis, dass die frühen Ärzte ihrer Zeit weit voraus waren.
Im Mittelalter benutzte die Klosterärztin Hildegard von Bingen (1099 - 1179) den Bodensatz des Bieres unter anderem zur Behandlung diverser Hauterkrankungen. Das Bier selbst betrachtete sie nur als Getränk, während sie dem Wein – besonders dem Rotwein – große Heilkraft zuschrieb.

Bei fast all ihren Rezepten rät Hildegard von Bingen, die Kräuter oder pulverisierte Rinden in warmem Wein zu reichen. Es war das uralte Wissen um das Heilmittel Wein, das Ausdruck fand in ihren verschiedenartigsten Rezepturen: Lavendel in Wein nimmt Leberschmerzen weg, bereitet *„reines Wissen und einen reinen Verstand"*, Asche von Rebholz mit Wein angerührt war ein Zahnputzmittel ...

Nach heutiger Erkenntnis hatte Hildegard recht. Im Rotwein befinden sich Polyphenole und andere hochwirksame Bioaktivstoffe.

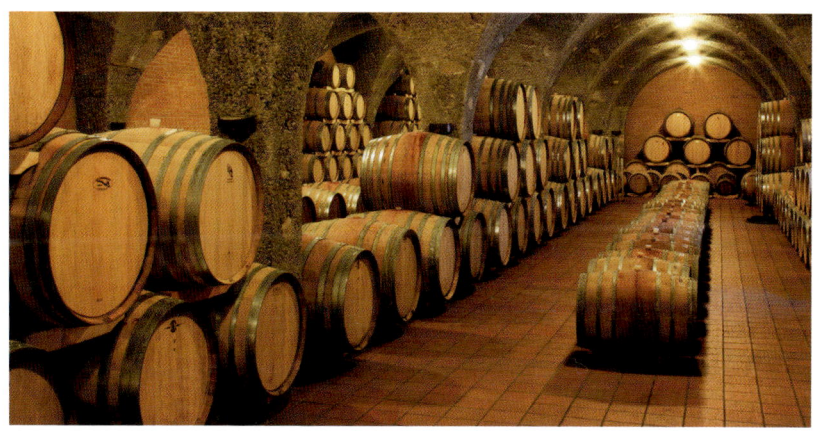

Polyphenole kommen in vielen Pflanzen vor, besonders reichlich im grünen Tee. Sie sind stärkere Antioxidantien als z. B. Vitamin C und E. Polyphenole verzögern offenbar die Entstehung der Krebskrankheit, berichtete die „Ärzte Zeitung" 1997 unter Berufung auf wissenschaftliche Studien. Rotwein, der jahrelang in Holzfässern reift, nimmt aus dem Holz weitere sekundäre Pflanzenstoffe auf. Sie sorgen nicht nur für das gute Aroma. Sie helfen auch schädliche Bakterien abzuwehren. Da sie der Oxidation von Fetten entgegen wirken, sind sie eine wichtige Hilfe zur Vorbeugung vor Arteriosklerose (im Volksmund auch Adernverkalkung genannt). Aus dem gleichen Grund ist in Holzfässern gereifter Essig wertvoller als billiger Essig aus der Massenproduktion.

Weinähnliche Getränke gab es in allen Hochkulturen. In Mesopotamien wurde Wein durch die Vergärung von Datteln, Sesam und anderen Früchten hergestellt. Die ersten Weingottheiten waren weiblich. Es waren Priesterinnen, die im alten Ägypten Wein kelterten. Die Quellen des Weinbaus aus Weintrauben liegen wahrscheinlich im heutigen Georgien (Kaukasus). Die dort wachsenden wilden Weintrauben wurden früher mit den Füßen entsaftet. Den so gewonnenen Traubensaft füllte man in besondere Tongefäße und vergrub diese im Erdboden. Die Gärung übernahm Mutter Natur. Es wurden tönerne Weingefäße mit einem Alter von mindestens 6.000 Jahren gefunden.

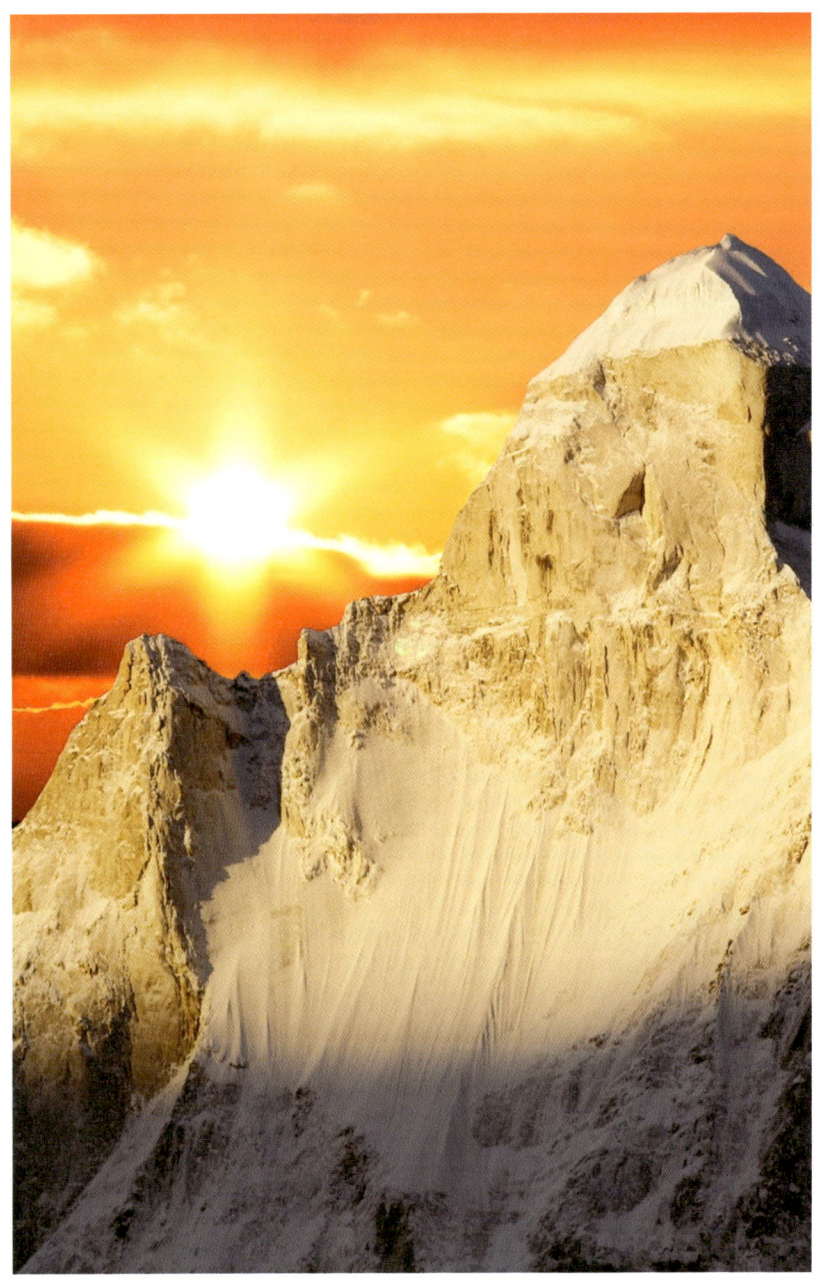

Das legendäre Soma aus dem Himalaya

Das geheimnisvollste und älteste Gärgetränk ist Soma. Soma galt in Indien seit der vedischen Zeit als Kultgetränk. Das vedische Zeitalter begann weit vor unserer Geschichtsschreibung und besteht in Indien noch heute. Die menschliche Kultur erreichte in diesen Zeiten eine hohe Blüte. Das *Athárva veda* umfasste unschätzbar wertvolle Heilrezepturen und spirituelles Wissen. Es wurde wahrscheinlich nur mündlich weitergegeben und würde niedergeschrieben über 4.000 Seiten füllen. Das Gärgetränk Soma wurde den Gegebenheiten in den neu besiedelten Ländern angepasst. In kühlen Regionen gelang das Überleben nur durch die Haustierhaltung und deren Milch. So entstand Milchkefir. Wenn Essigbakterien Soma verunreinigen, werden die Milchsäurekulturen verdrängt. So entstand vermutlich Kombucha. Heute überwiegen die Gärgetränke, die sich durch natürliche Gärung von selbst bilden.

Die alten Inder verherrlichten den Soma als göttliches Lebenselixier. Soma wird als Trank der Freude und Unsterblichkeit gepriesen. Soma soll laut Überlieferung *„die vergöttlichenden Energien"* mit sich bringen und die *„vitalen und mentalen Kräfte stützen"*. Es soll die Urkräfte des Lebens beinhalten und nicht nur Gesundheit, sondern vielmehr geistige und körperliche Reinigung, Verjüngung und die Energie zum spirituellen Wachstum verleihen. Kein anderes Gärgetränk wurde so verehrt wie Soma - und das über viele Jahrtausende hinweg. Dieses Gärgetränk war vermutlich unerlässlicher Bestandteil der heiligen Zeremonien.

Die Zutaten von Soma waren streng geheim und nur den höheren Kasten zugänglich. Aus den Überlieferungen geht jedoch hervor, um was es sich bei Soma gehandelt haben könnte: In den vedischen Texten gibt es viele Begriffe aus der Gärtechnologie, wie *„durch ein Tuch seihen"*, *„brauen"*, *„Soma-Wein"*, *„ausgepresst"*, *„ausgemolken"* und *„lebhafte und heftige Säfte"*. Wer schon einmal ein hefehaltiges

Getränk beim Gären beobachtet hat, weiß was mit *"lebhaften und heftigen Vorgängen"* gemeint ist.

In den vedischen Hymnen wird an mehreren Stellen die Selbstreinigung des Gärgetränkes beschrieben. Ein Gärgetränk, das *„sich selbst reinigt"* ist eine beständige Symbiose von gesunden Bakterien und Hefen. Aus den alten Texten lassen sich weitere Einzelheiten rekonstruieren: *„Ausgemolken, die uralte Nahrung"* könnte schlicht und einfach Milch bedeuten. Sie war nicht Bestandteil des fertigen Somas, sondern diente als eine der sieben notwendigen Ausgangssubstanzen zur Kultivierung der Mikroorganismen. Soma enthielt also möglicherweise Milchsäurebakterien. Wer die Milch der heute noch heiligen, indischen Kühe untersucht, würde sogar die spezielle Milchsäurekultur finden. Und welche Hinweise könnte die Textpassage *„ ... in das Seihtuch gegossen, das reinigt"* geben? Ganz einfach: Die weisen Inder pressten Soma nach der ersten Gärung durch ein feines Tuch. Das geronnene Eiweiß der Milch wurde so ausgefiltert und entfernt.

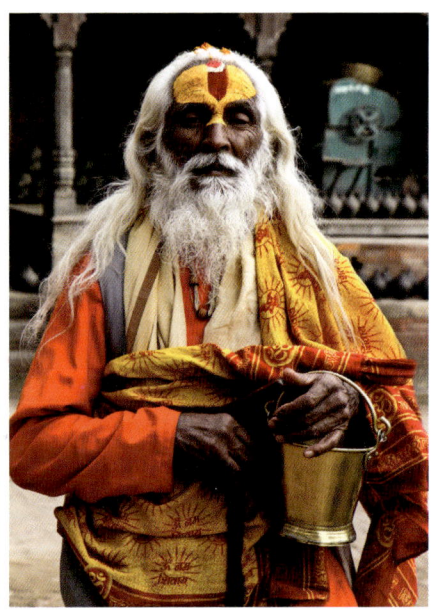

Die Wiederentdeckung von Soma: Der Trank des Lebens

Die genaue Rezeptur des Soma ging verloren. Niemand weiß genau, welche Kräuter, Früchte oder gar Pilze als Zutat verwendet wurden. Aber was erhalten blieb, sind die Mikroorganismen. Kefir, Kumyss und Kombucha sind sozusagen Nachkommen des sagenumwobenen Soma.

Die Indus-Kultur ist eine der ältesten Hochkulturen der Menschheit. Manche vermuten sogar hier die Wiege der Menschheit. Der Fluss Indus entspringt im Transhimalaya in Tibet. Er fließt dann weiter durch das Himalaya-Gebiet, durch Pakistan und mündet schließlich in das arabische Meer.

Alte Schriften weisen darauf hin, dass das Indus-Gebiet ursprünglich ein Zweistromland wie das alte Ägypten war. Man vermutet, dass der zweite große Fluss heute unterirdisch verläuft. Der Fluss Indiens markierte früher die äußerste östliche Grenze des Reiches von Alexander dem Großen. Das Wort „Indien" ist übrigens auch vom Namen des Flusses Indus abgeleitet. Um 4.000 v. Christus bis zur frühen Bronzezeit wurde Europa durch die Völkerwanderung besiedelt. Die Indogermanen waren daher die „Stammeseltern" der Griechen, Römer, Slawen, Kelten und Germanen. Wir sind also tatsächlich alle Brüder und Schwestern, die sich jetzt wieder zu einem gemeinsamen Europa zusammen finden.

Warum die Menschen aus dem Indusgebiet in unsere Region ausgewandert sind, darüber existieren verschiedene Theorien. Eine besagt, dass es dort eine über 300 Jahre währende Trockenheit gab. Zwei Geologen an der Columbia University hatten 1996 in der New York Times einen populären Artikel vorgestellt. Laut dieser These soll Auslöser für die Völkerwanderung eine gigantische Flutkatastrophe gewesen sein. Auf jeden Fall waren es klimatische Veränderungen, welche zur Besiedelung einsamer Regionen geführt hat. Mit den Menschen kam das Wissen über Ackerbau, Viehzucht, Handwerk und Heilkunst. So wurde auch der legendäre Soma-Trank nach

Osteuropa und in unsere Region gebracht. Unter Bezeichnungen wie Kombucha, Kefir, Met, Cerveca (Bier) haben sich Nachkommen des Soma-Getränkes bis in die heutige Zeit erhalten. Speziell in unserer Region ging viel Wissen durch die Inquisition (von. lat. *inquirere*: untersuchen) verloren. Weise, heilkundige Frauen wurden vom Anfang des 13. Jahrhunderts bis zum Ende des 18. Jahrhunderts systematisch verfolgt und landeten zumeist auf dem Scheiterhaufen. Mit ihnen starb das Wissen um die Heilwirkung von Kräutern und von fermentierten Getränken.

Fragmente von diesem Wissen finden wir noch in den Märchen. Dort sind des öfteren „Zaubergetränke" erwähnt, welche unbändige Kräfte verliehen. So dürfen wir vermuten, dass auch an dem Zaubertrank des Druiden Miraculix ein Körnchen Wahrheit ist.

Wie ein Forscher der Neuzeit den Trank des Lebens wieder entdeckt ...

Lange bevor der in Japan lebende Prof. Higa die effektiven Mikroorganismen zur Verbesserung der Böden in der Landwirtschaft erforschte, entdeckte der Diplom-Ingenieur und Physiker Norbert Hartwig aus Hamburg die Welt der Mikroorganismen.

Er erkannte, dass Wasch- und Reinigungsmittel wesentlich besser wirken, wenn man spezielle Mikroben einsetzt. Das war der Grundstein für eine sehr erfolgreiche Firma, die ökologische Waschmittel herstellte.

Ende der 70er Jahre bekam N. Hartwig von einer Freundin einen Kefir-Pilz geschenkt. Kefir und Kombucha erlebten damals einen regelrechten Boom. Viele gesundheitsbewusste Menschen kultivierten damals ihren Kefir oder Kombucha. Auch die Zubereitung des selbst hergestellten Joghurts gehörte in der Öko-Szene damals einfach dazu. *„Meine Freundin Erika litt seit Jahrzehnten unter Akne. Nach regelmäßigem Kefir-Konsum war ihre Haut rosig wie ein Pfirsich. Meine Großmutter nahm Unmengen von Abführmit-*

teln, nachdem auch sie regelmäßig Kefir trank, fand ich eines Tages die Abführmittel im Mülleimer. Noch deutlicher war der Erfolg bei einem guten Freund. Er litt unter Nagelpilz, Juckreiz und chronischer Müdigkeit. Nach anfänglichen Entgiftungskrisen mit dem fermentierten Trank ging es ihm von Tag zu Tag besser. Heute erfreut er sich bester Gesundheit".

Soweit Norbert Hartwig. Diese erstaunlichen Heilerfolge ließen ihn nicht mehr los. In einem Antiquariat entdeckt Hartwig ein älteres Buch des Arztes Dr. Maurizio „Geschichte der gegorenen Getränke". *„Jetzt war ich völlig fasziniert. Ich verspürte den Wunsch, den legendären Soma-Trank für die Menschen von heute wieder verfügbar zu machen."*

Mit Kefir und Kombucha hatten zwar viele Menschen erstaunliche Heilerfolge, doch irgendwann wollte kaum noch jemand seinen Gesundheitstrank selbst herstellen. Was war geschehen? Die Kefir- und Kombucha-Kulturen, die im Umlauf waren, wurden mit der Zeit verunreinigt. Candida- und andere Fremdhefen besiedelten die Kulturen. Irgendwann merkten die Menschen, dass ihnen Kefir und Kombucha nicht mehr gut tat. Der Kefir- und Kombucha-Boom ging zu Ende.

Eine Diplomarbeit an der Universität Gießen hat die Fremdbesiedelung mit gesundheitsschädlichen Keimen 1994 bestätigt. Es wurden 34 Kombucha-Kulturen aus Privathaushalten analysiert. Es zeigte sich nicht nur, dass diese unterschiedlich zusammengesetzt waren, neben den normalen Stammkulturen fanden sich in etlichen Proben auch Verunreinigungen durch artfremde Hefen. In drei Proben wurde der gesundheitsschädliche Hefepilz Candida albicans gefunden. Ein Teepilz war so stark mit Schimmelpilz befallen, dass eine Bestimmung der anderen Kulturen unmöglich war. Alle Studienteilnehmer hatten sich an die Herstellanleitung gehalten und angeblich hygienisch gearbeitet. Schimmelpilze sind leicht zu erkennen, sodass der befallene Teepilz in der Regel rechtzeitig weggeworfen wird. Problematischer ist der Befall mit dem pathogenen Pilz Candida albicans. Er kann schwere Erkrankungen auslösen, insbesondere bei Personen mit geschwächtem Immunsystem. Für Laien ist er nicht zu erkennen und lässt sich auch nicht durch Spülen und Säubern des Pilzes auswaschen, wie oft behauptet.

War dies das Ende der fermentierten Getränke? Nein – es musste einfach ein Weg gefunden werden, um die Kulturen der heilenden Mikroben sauber zu halten. Unsere Vorfahren hatten diese Probleme nicht. Vor über 200 Jahren gab es praktisch keine Umweltverschmutzung. Heute finden wir in der Luft Rußpartikel, Schimmelpilze und andere schädliche Keime. In der Natur gibt es keine Luftverschmutzung. Bäume geben nicht nur Sauerstoff ab, sondern auch eine Substanz, welche die Umgebung von pathogenen Schimmelpilzen reinigt.

Man kann nur hoffen, dass sich in Zukunft Technologien durchsetzen, die mit der Natur im Einklang stehen. Technologien, die Luft, Wasser und Erde sauber halten. Die gegenwärtige Entwicklung lässt hoffen. Heute sind Flüsse und die Luft sauberer als vor 30 Jahren.

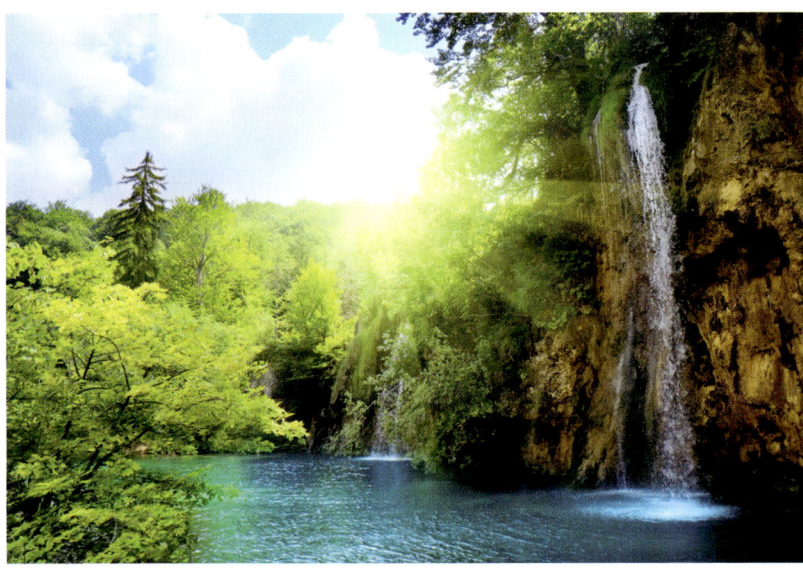

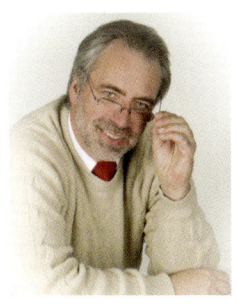

Interview mit Dipl. Ing. Norbert Hartwig

Hr. Hartwig, vor über 20 Jahren hatte Sie das „Kefir-Fieber" gepackt. Wie kamen Sie dann zu dem legendären Soma-Trank? Haben Sie ihn von einer Reise in den abgelegendsten Gebieten des Himalaya mit hier her gebracht?

Nein, als ich mich mit der Heilkraft der fermentierten Gärgetränke intensiv beschäftigte, ereigneten sich viele sogenannte „Zufälle". Das Wort meint ja, dass einem etwas zufällt. Eine Bekannte von mir lehrte damals Sanskrit an der Uni von Hamburg. Durch sie bekam ich Zugang zu alten vedischen Schriften, in denen auch mehrfach von Soma die Rede war.

Von einer anderen Freundin, die zur damaligen Zeit regelmäßig nach Indien zu ihrem spirituellen Lehrer reiste, erfuhr ich, dass die Menschen im Quelltal des Indus-Flusses noch heute ein somaartiges Gärgetränk trinken.
Ich war wie elektrisiert. Meine Augen begannen zu leuchten. Neun Monate später brachte sie mir aus der Himalaya-Region ein Einmachglas dieses somaartigen Getränkes mit. Ich hielt es damals in den Händen, als hätte ich den Stein der Weisen gefunden. Es war das wertvollste Geschenk, das mir je von einer Reise mitgebracht wurde. Mein ganzer Körper vibrierte vor Freude.

Da ich bereits viel auf dem Gebiet der Mikrobiologie geforscht habe, wusste ich, dass man diese Ur-Kultur unter sauberen Laborbedingungen vermehren konnte. Ich verspürte den Wunsch, den Menschen in Europa diesen Gesundheitstrank, dieses Erbe unserer Urahnen aus dem Himalaya, wieder zugänglich zu machen.

Ein weiterer „Zufall" sorgte dafür, dass wir 1994 ein staatlich gefördertes Programm für Mikrobiologische Forschung erhielten. Welche Ferment-Kulturen waren in diesem Soma-Getränk? Wie kann man die Kulturen am besten vermehren? Welcher Temperaturbereich, welche Nahrung ist optimal? Welche Methoden der Haltbarmachung gibt es? Wir mussten ja die Kulturen praktisch in einen Dornröschenschlaf versetzen, damit sie zu jeder Zeit wieder vermehrungsfähig werden.

Welche Kulturen fanden Sie im Trank aus der Himalaya-Region?

Wir fanden darin sowohl Kefir- als auch Kombucha-Kulturen. Des weiteren spezielle Hefearten, die auf Kräutern und Waldbeeren natürlich vorhanden sind. Hefe ist nicht gleich Hefe. Jeder Winzer weiß das. Die Qualität und die Reinheit der Hefe beeinflussen den Geschmack und auch den gesundheitlichen Wert eines Gärgetränkes. Heute sind wir glücklich darüber, dass wir im Trank des Lebens genau jene Hefearten drin haben, deren gesundheitliche Vorteile durch etliche Studien bewiesen wurden.

Was ist das besondere am Trank des Lebens und wie unterscheidet er sich von anderen Gärgetränken?

In allen Hochkulturen der Menschheit gab es Getränke und Speisen, die mithilfe von Mikroorganismen hergestellt wurden. Diesen Lebensmitteln wurde schon immer eine besonders reinigende Kraft und eine Schutzwirkung zugesprochen. Das ist überliefert und unsere Vorfahren wussten dies auch gezielt zu nutzen. Diese Erfahrungen unserer Ahnen sind sehr wertvoll für uns. Es ist altes Wissen, was in uns verankert ist. Schätzen wir die Überlieferungen unserer Vorfahren, dann schätzen wir auch unsere Intuition. Das ist weit mehr als erlerntes Wissen.
Es gab Lebensmittel, die wurden mit Milchsäure hergestellt, also z. B. Sauermilch und Joghurt. Und dann gab es Speisen, die mit Naturhefen angesetzt wurden, z. B. Bier und Kräutergetränke. Mei-

ne Recherchen haben ergeben, dass Lebensmittel bzw. Getränke, die sowohl mit Milchsäurebakterien als auch mit Naturhefen versetzt wurden, besonders verehrt wurden. Der Trank des Lebens gehört zu dieser Gruppe. Er enthält alle Mikroorganismen, die der Körper täglich braucht und ist somit ein besonders wertvolles Lebensmittel.

Bedeutet dies, dass der Trank des Lebens nur jene Kulturen enthält, die noch heute dort verwendet werden?

Nein. Man kann nicht einfach etwas aus einer anderen Kultur hier den Menschen überstülpen. Die Menschen hier in unserer Zivilisation benötigen für eine gesunde Darmfunktion noch zusätzlich Acidophilus- und Bifido-Kulturen. Mein Ziel war es, den Menschen im Westen mit dem Trank des Lebens ein somaartiges Gärgetränk zur Verfügung zu stellen, welches die wichtigsten probiotischen Kulturen enthält.

Kann man den Trank des Lebens vervielfältigen, also immer wieder einen neuen Ansatz mit einem Rest des alten herstellen?

Man kann das ein bis zweimal machen. Jedoch verschiebt sich schon beim ersten „gestreckten" Ansatz das Verhältnis von Milchsäurebakterien und Hefen. Die Naturhefen wachsen schneller und sind nach dem zweiten Ansatz sehr dominant. Besser und sicherer ist es, wenn Sie immer ein frisches Tütchen verwenden. Auch und vor allem aus hygienischen Aspekten ist dies besser.

Der Trank des Lebens füllt zu heutigen Zeiten eine wichtige Lücke. Warum?

Heutzutage ist das Ziel der Nahrungsmittelindustrie nicht mehr, die Menschen gesund zu halten, sondern sie satt zu bekommen und bestimmte Ersatzbedürfnisse nach Zucker, Aroma und Alkohol zu befriedigen. Alles muss steril sein, muss lange halten und wird meist verpackt. Kefir etwa, der früher mit ursprünglich lebensfördernden

Mikroorganismen hergestellt wurde, wird heute mit halbtoten Hefen gezüchtet, damit er im Kühlregal nicht so schnell arbeitet und die Verpackung vor dem Verkauf nicht platzt. Genau das, was den Menschen schützt und nährt, wird ihm also heute in der modernen Ernährungsindustrie vorenthalten.

Stimmt es, dass Mikroorganismen unser Immunsystem und unsere Selbstheilungskräfte stärken können? Und wie funktioniert das?

Nur aufbauende Mikroorganismen können unser Immunsystem stärken und dabei gleichzeitig das Chi aufbauen und uns mit wertvollen Nähr- und Bioaktivstoffen versorgen. Andere, die abbauend, parasitär, pathogen oder nicht von Natur aus Bestandteil einer naturnahen Ernährung sind, können das in niedriger Dosierung indirekt leisten, indem sie das Immunsystem herausfordern und damit trainieren – wie z.B. Bodenbakterien. Auch Kräuter, die manchmal extrem giftig sind, können das, indem sie die Selbstheilungskräfte des Körpers stärken. Auch hier kommt es auf die Dosis an. Motto: etwas ist nützlich, viel ist schädlich für die Mitochondrien, also unsere Lebensenergie. Das sagt die neue Forschung.

Welchen Wert haben Mikroorganismen für die Gesundheit?

Unser Körper ist seit Jahrtausenden darauf eingestellt, Hefen und Mikroorganismen zu sich zu nehmen. Sie reinigen Blut, Lymphe und Darm und schützen so unsere Gesundheit. Alles, was geerntet wird, Obst und Gemüse, verliert nach der Ernte naturgemäß fortschreitend an Lebensenergie. Anders ist das bei Gärgetränken wie dem Trank des Lebens. Hier nimmt die Energie von Stunde zu Stunde zu. Beim Trank des Lebens werden pro Sekunde viele Milliarden Eiweißbausteine neu gebildet, die sich dann sinnvoll kombinieren. Mehr als 3000 Enzyme entstehen hier von selbst – ohne dass der Mensch etwas dazutut. Interessant auch: Die Naturhefezellen sind fast identisch mit den Körperzellen. Das ist also nicht nur etwas, was wir von außen her zuführen. Wir selber nutzen die

Kraft der Mikroorganismen, um bestimmte Vorgänge im Körper zu bewerkstelligen wie z. B. die Aufnahme von Spurenelementen oder die Abläufe des Immunsystems. Mitochondrien z. B. bestehen aus drei verschiedenen Mikroorganismen. Sie produzieren die Energie im Körper. Etwas, was nicht getrennt von uns ist.

Der Trank des Lebens vermehrt seine Lebenskraft während der Reifung 100fach – was sich bei der Einnahme dann wie eine Frischzellenkur auswirkt. Im Organismus bekommen die Körperzellen durch die bioaktiven Stoffe einen Impuls zu mehr Kraft, zur Verjüngung. Mikroorganismen produzieren auch Elektronen, was den Schutz vor freien Radikalen bewirkt. Ein Glas Trank des Lebens täglich kann den oxidativen Stress senken.

Man hört in der letzten Zeit häufig von den EM (effektiven Mikroorganismen), die in der Landwirtschaft, aber auch zur Aufbereitung von Getränken und Speisen verwendet werden – ist das dasselbe?

EM, also Bodenbakterien sind abbauende Mikroorganismen – dies im Gegenteil zum Trank des Lebens, der aufbauende Mikroorganismen spendet. Es macht den Anschein, als ob die Bodenbakterien am besten gegen freie Radikale eingesetzt werden können. Eine neue Studie zeigt: Die Balance im Körper zwischen freien Radikalen und Antioxidantien ist ein wichtiges Grundprinzip des Immunsystems. Freie Radikale werden im Körper bewusst erzeugt und dienen letztendlich zum Schutz. Wir brauchen manchmal freie Radikale. Bestimmte Bakterien und Viren können nur mit solchen „Sauerstoffbomben" vernichtet werden. Haben wir also keine freien Radikale im Körper, können diese Bakterien uns schaden. Die Bodenbakterien vernichten die freien Radikalen übermäßig stark, aber sie schwächen somit auch unser Immunsystem.

Bodenbakterien wehren sich gegen Angreifer der Natur mit hochwirksamen Antibiotika. Wer also zu viele Bodenbakterien über die Nahrung zu sich nimmt, nimmt auch diese Antibiotika zu sich. Präparate, die mit Bodenbakterien hergestellt sind, sind gut für sehr kranke Patienten, z. B. bei Krebs. Hier wirkt die abbauende Natur zunächst einmal heilend. Für die Prävention bei gesunden Personen sind die Bodenbakterien aber nur bedingt zu empfehlen.

In kleinen Mengen sind Bodenbakterien aber gut für uns, weil sie unser Immunsystem trainieren können, zum Beispiel wenn wir eine Biokarotte aus dem Boden essen. Und wie bekannt ist, brauchen Kinder ja sogar Dreck, um ihr Immunsystem zu trainieren. Hier bestimmt also die Menge die Wirkung.

Nichts zu sagen ist allerdings gegen EM, deren Information auf Keramikpipes o. ä. gebrannt wird. Hier ist die Information nur homöopathisch und schult unser Immunsystem.

Bei welchen Erkrankungen ist die Einnahme von Mikroorganismen in Form des Trank des Lebens besonders heilsam?

Der Trank des Lebens ist ein Lebensmittel, kein Medikament. Was man aber sagen kann ist, dass die Mikroorganismen im Trank des Lebens das Immunsystem im Darm stärken, die Ausscheidungsfunktion der Niere wird unterstützt und Vitamine können besser aufgenommen werden. Das hat positiven Einfluss auf viele Stoffwechselprozesse und damit auf die Gesundheit bzw. Selbstheilung des Körpers insgesamt. Trank des Lebens hilft Blut, Darm und Lymphe zu reinigen und ist daher die ideale Unterstützung bei diversen Therapien und Heilbehandlungen oder um Erkrankungen vorzubeugen. Zum Beispiel Gelenkprobleme: Es leuchtet ein, dass eine Heilung wesentlich leichter erfolgt, wenn das Blut gereinigt wird und Mineralien besser aufgenommen werden. Durch die im Trank des Lebens enthaltenen Waldbeerenhefen werden auch Schwermetalle, die das Immunsystem schwächen, aus dem Körper leichter heraustransportiert. Das Besondere ist hierbei: Da, wo die Schwermetalle entfernt werden, können sich gleichzeitig Zink und Selen leichter einfügen. So können die Schwermetalle nicht mehr erneut andocken. Hier zeigt sich die Intelligenz der Natur. Vorausgesetzt es sind die wichtigen Spurenelemente Zink und Selen ausreichend in der Nahrung bzw. im Körper enthalten oder werden über Nahrungsergänzungsprodukte zugeführt.

Mikroorganismen helfen dem Körper, damit pflanzliche und mineralische Stoffe besser wirken können. Über ihre intelligente Regulation sorgen sie z. B. dafür, dass bei Magnesiummangel mehr Magnesium aufgenommen wird – und bei Magnesiumüberschuss weniger. Das kann keine Magnesiumtablette!

Stichwort Candida-Pilz. Viele Menschen haben immer wieder diese Pilzinfektion. Warum ist das so?

Wenn er nicht genügend Mikroorganismen hat, braucht der Körper den Candida-Pilz, um gewisse schädliche Schwermetalle auszuleiten. Er geht hier einen Pakt mit dem Pilz ein, weil ihm die nützlichen Helfer fehlen. Deshalb kommt der Pilz auch immer wieder bei manchen Personen, weil ihrer Darmflora eine ausreichende Menge an Mikroorganismen fehlt. Kommen diese wieder ins Spiel, fressen die Aktivhefen dem Candidapilz einfach die Nahrung weg und verwandeln den entstandenen Fruchtzucker in wertvolle Enzyme. Folge: Der Candida-Pilz muß gehen, Gesundheit beginnt.

Wer Gär-Getränke zu sich nimmt, unterstützt auf natürlichste Weise die Niere, das ist die ideale Vorbeugung gegen Nierenprobleme.

Was ist bei der Einnahme von Mikroorganismen zu beachten?

Der Trank des Lebens funktioniert wie ein Marker für falsche Ernährungsgewohnheiten. Es hat sich z.B. gezeigt, dass Personen, die sehr viel Vollkornprodukte zu sich nehmen, oft nicht merken, wenn sie Probleme in der Darmflora bekommen. Nehmen Sie dann gesunde Aktivhefen zu sich z. B. den Trank des Lebens, dann spüren sie ihren tatsächlichen Zustand wieder besser. Sie bekommen nämlich Blähungen und Gärungsstühle, was ein Zeichen für zu viele unverdaute Kohlenhydrate im Dickdarm ist. Leider essen die Leute heute meistens zu viele Kohlenhydrate – was der Gesundheit nicht zuträglich ist. Gleiches gilt für Personen, die zuviel tierisches Eiweiß zu sich nehmen. Hier zeigt sich während der Einnahme des Trank des Lebens die Völlerei durch vermehrte Fäulnisstühle. Für beide Ernährungsgewohnheiten gilt: Reduzieren!

Gesunde Menschen können täglich theoretisch bis zu 2 Liter Trank des Lebens zu sich nehmen und so schnelle Wirkungen erzielen. 0,2 bis 0,5 Liter sind aber voll ausreichend. Kranke Personen mit einem geschwächten Immunsystem oder z. B. einer Candida-Belastung sollten ganz langsam einsteigen, mit höchstens einem Glas Trank des Lebens am Tag, manchmal auch mit weniger, denn wenn Candida verdrängt wird oder stirbt, kann er toxische Substanzen abgeben.

Der Alkoholgehalt des Getränks beträgt normalerweise nach 2 Tagen Reifezeit weniger als 0,5 %. Danach wird die weitere Alkoholproduktion gestoppt durch die Lagerung des Fertiggetränkes im Kühlschrank. In der guten Kombination mit zum Beispiel dem Apfel-Mango-Saft kann es gut reifen und hat selbst nach verlängerter Reifezeit bei Raumtemperatur nach 4 - 5 Tagen maximal 2 % Alkohol.

In Bulgarien sollen die Leute so alt werden, weil sie täglich gesunden, natürlich hergestellten Joghurt essen. Gibt es eine Möglichkeit auch in Deutschland an eine solche Joghurtqualität zu kommen? Evtl. über eine eigene Joghurtmaschine?

Gesünder wird man, wenn die Entgiftungsorgane Niere, Darm und Leber wieder besser funktionieren – aufgrund der regelmäßigen Gabe von Mikroorganismen durch z. B. bioaktiven Joghurt. Der Selbstvergiftung aus dem Darm wird so entgegengewirkt. Das wiederum wirkt der vorzeitig verkürzten Lebensdauer entgegen. Regelrecht lebensverlängernd können aber nur solche Enzym-Fermentgetränke wirken, die neben den Milchsäurekulturen in hohem Maße aktive, lebendige Naturhefen enthalten. Joghurt, wie er in Bulgarien oft in den Familien selber hergestellt wird, ist in Deutschland kaum mehr zu bekommen. Wer mit einer Joghurtmaschine arbeitet, sollte darauf achten, dass der gesundheitlich wertvolle Lactobacillus bulgaricus in der Ansetz-Mischung enthalten ist.

Wann ist von der Einnahme von Gärgetränken abzuraten?

Da Mikroorganismen die Niere unterstützen und ihre Funktion anregen, sollte man die Verwendung von somaartige Getränken bei medikamentösen Nierenbehandlungen mit dem Arzt absprechen, denn bei einigen Therapien ist die Anregung der Niere kontraindiziert.

Bei einigen reinen Rohköstlern kann im Darm ein mikrobiologisches Chaos herrschen, wenn die Verdauungskraft des Darmes (im Ayurveda spricht man von mangelndem Verdauugsfeuer) und die Auswahl und Kombination der Rohkost unausgewogen ist. Trank des Lebens bringt dann mikrobiologisch noch mehr Leben in den Darm, was als unangenehm empfunden wird. Daher erst die nötige Balance und das Verdauungsfeuer aufbauen, bevor Trank des Lebens mit der wohltuenden Kraft dazu kommt.

Gärgetränke sind besonders wertvoll, weil sie unentwegt Enzyme produzieren, die alle wichtigen Funktionen im Körper regeln. Kann man diese mit Enzympräparaten aus der Apotheke vergleichen?

Enzyme sind bisher nur zu einem kleinen Teil erforscht. Es gibt heute Enzympräparate, die bis zu sechs verschiedene Sorten von Enzymen enthalten.

Der Stoffwechsel und jede Zelle benötigt aber täglich mindestens 3000 Enzyme, um reibungslos zu funktionieren. So ist es manchmal zwar ganz gut, wenn der Mensch wenigstens diese sechs Enzyme bekommt. Besser wäre aber eine Grundversorgung mit allen Enzymen, die in dieser Vielfalt und Aktivität am besten über bioaktive Gärgetränke zugeführt werden können.

Weiteres Plus:
Gärgetränke wie der Trank des Lebens können durch ihre Enzymaktivität auch das Chi, also die Lebenskraft erhöhen. In Asien ist seit Urzeiten bekannt, dass Enzymgetränke bei älteren Menschen sogar das angeborene Nieren-Chi wieder aufbauen können. Kein anderes Getränk oder Mittel kann das.

Im alten Indien war Soma das Wort für ein Kultgetränk. Gleichzeitig wurde auch die Lebenskraft so bezeichnet. Lebenskraft ist schwer messbar, jedoch deutlich spürbar, wenn man vermehrt fermentierte Speisen und Getränke zu sich nimmt.

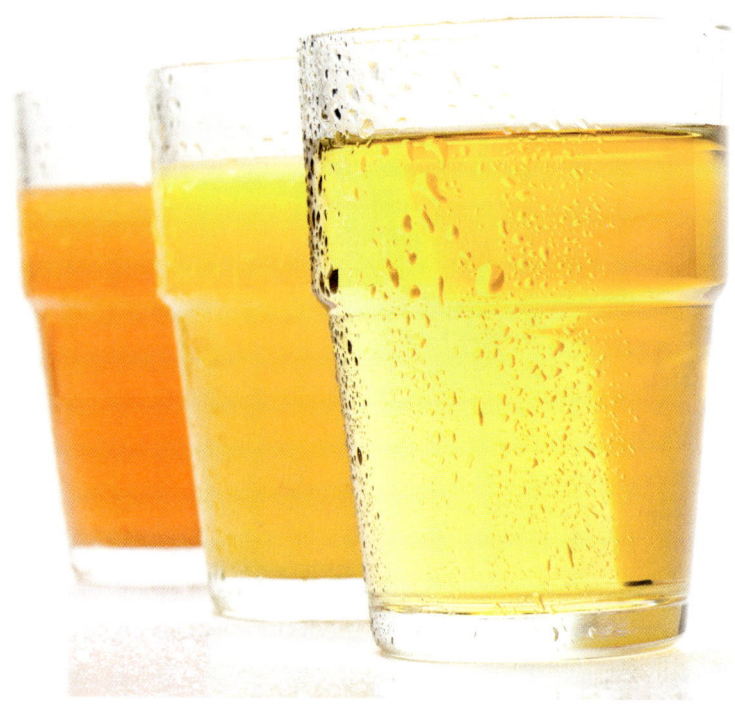

Der Trank des Lebens hilft
Patienten und Behandler berichten

Elvira Becker, Kinesiologin, betreibt eine Naturheilpraxis in der Schweiz Nähe Bern und berichtet begeistert von der therapeutischen Anwendung vom Trank des Lebens.

„Der Trank des Lebens ist bei mir fast für jeden Patienten eine Standardtherapie, die dann durch weitere therapeutische Empfehlungen ergänzt wird. Das Spannende in meiner Praxis ist, dass ich die Verordnung nicht nur vom Kopf her empfehle, sondern ich kann über den kinesiologischen Muskeltest den Körper des Patienten befragen. Und fast jeder reagiert beim Muskeltest mit einem starken Bedürfnis nach dem Trank des Lebens. Der Körper des Patienten verlangt geradezu nach den Bakterienkulturen, die in diesem Fermentgetränk enthalten sind. Das ist dann ganz anders, als wenn man es einfach nur mal verschreibt".

Die Therapeutin beschreibt vier Patientengruppen, die – nach ihrer Erfahrung - besonders gut auf das Enzym-Gärgetränk ansprechen.

1. Allergiker

Allergiker sprechen auf den Trank des Lebens wunderbar an, sagt Elvira Becker. Allergien auf Tierhaare, Pollen, auf Nahrungsmittel uvm. verschwinden, wenn man den Trank des Lebens über eine gewisse Zeit einnimmt – das hat die Kinesiologin bei vielen ihrer Patienten erfahren.

Besonders wirksam sei der Trank des Lebens bei Kindern. Die Therapeutin erinnert sich an einen etwa 10-jährigen Bub, der alle nur möglichen Allergien hatte. Er musste sogar wegen seiner Tierhaarallergie seine heiß geliebten Kaninchen weggeben. Er hatte schon alle möglichen Therapien versucht – erfolglos. Nach nur wenigen

Tagen Trank des Lebens seien die Allergien dann einfach weggewesen. Fast wie ein Wunder! Wobei man bedenken müsse, dass es bei Kindern auch schneller geht, weil deren Körper noch nicht über Jahrzehnte hinweg belastet sind.

2. Patienten mit Darmproblemen
Verstopfung, Durchfall, Divertikel, Blähungen – all das spricht sehr gut auf den Trank des Lebens an. Der Stuhlgang reguliert sich in alle Richtungen und die Patienten fühlen sich allgemein besser. Was auffällig sei: Die Betroffenen machen Pausen. Sie spüren, wenn sie genug Mikroorganismen im Körper haben. Dann setzen sie aus, um nach einer gewissen Zeit wieder weiterzumachen. Mikroorganismen scheinen das eigene Körpergefühl wiederzugeben, so der Eindruck der Kinesiologin.

3. Die Vitalstoffarmen
Alle, die genervt, überfordert und kurz vor dem Burnout stecken, sprechen hervorragend auf den Trank des Lebens an, berichtet die Naturheilerin. Die Erklärung hierfür sei ganz einfach: Die Vitalstoffe könnten über einen sanierten Darm besser aufgenommen werden, die Depots füllen sich und Mangelsymptome verschwinden.

4. Frauen im Wechsel
„Frauen kommen erst, wenn es wirklich zwickt", beschreibt Elvira Becker. Bei vielen Wechseljahresbeschwerden wie Hitzewallungen, Erschöpfung usw. verschwinden die Beschwerden ihrer Patientinnen erfahrungsgemäß sehr schnell. Die Frauen fühlten sich allgemein frischer, belastungsfähiger - und vor allem: zurück im Leben!

Das Geheimnis: Über die Darmsanierung können die Vitalstoffdepots wieder gefüllt werden – die Psyche regeneriert sich! Das Immunsystem wird gestärkt, Entgiftungssymptome (Schwitzen, Kopfweh, Rückenschmerzen etc.) verschwinden.

„Toll, wenn man mit solch einfachen Mitteln in der Ernährung so viel erreichen kann", bringt es die Schweizerin auf den Punkt.

Harald Mayer, Heilpraktiker im Allgäu, hat in seiner Naturheilpraxis über mehrere Jahre hinweg viele Erfahrungen mit dem Trank des Lebens gemacht. *"Wenn der Darm devitalisiert ist, hat der Trank des Lebens eine tolle Wirkung"*, weiß der erfahrene Heilpraktiker und: *"Wenn jemand entkräftet ist, wirkt er besser als bei jemandem, der gesund ist. Leute, die viel Fleisch essen, profitieren sehr davon. Mehr als Rohköstler oder solche, die schon mehrere Darmreinigungskuren gemacht haben. Auch bei Antibiotika-Patienten wirkt es gut. Je jünger die Person ist, desto schneller verbessert sich der Zustand durch den Trank des Lebens".*

Wenn jemand eine Darmreinigungskur machen möchte und sehr geschwächt ist, empfiehlt Harald Mayer vorab den Trank des Lebens zu nehmen – um dann für die körperlich doch etwas anstrengende Darmreinigung fit zu sein.

Weiteres Plus aus Sicht des Therapeuten: *"Die Wirkstoffe des Trank des Lebens sind bereits nach 24 Minuten im Körper – sie sind so etwas wie ein Turbo-Immunschub."*

Eine Familie aus Kanada bestellt seit Jahren den Trank des Lebens. Sie bezeichnen es als Wundermittel für das Immunsystem. Sie essen viel Wurst und Käse und da ist der Trank des Lebens gut für die Entsäuerung und gegen Gicht. Zahnfleischentzündungen werden sofort besser. Grippe geht schneller vorbei.

"Eine MS-Kranke nahm den Trank des Lebens und berichtet: Der Trank des Lebens hat mir nach langer Reha geholfen, wieder auf die Beine zu kommen."

Frau Angelika Grünwald hatte Nahrungsmittelunverträglichkeiten in Bezug auf Lactose und Histamin. Diese Symptome haben sich mit dem Trank des Lebens stark verbessert. Sie ist glücklich, wieder Kirschen essen zu können, was zuvor unmöglich war. Auch ihre Leistungsfähigkeit hat sich gesteigert. Wegen eines Enzymdefektes wird ihr die regelmäßige Einnahme empfohlen – auch zur weiteren Rückbildung der Allergien.

Monika Brandauer aus Karlsruhe schreibt: „*Nach meiner Dickdarmerkrankung hat mir der Trank des Lebens geholfen, nach meinem Krankenhausaufenthalt, wo ich Unmengen von Antibiotika schlucken musste, wieder auf die Beine zu kommen.*"

Eine 60-jährige Asthmatikerin meldete sich nach einer Notoperation wegen Darmverschluss aufgrund von Divertikeln, außerdem war sie völlig ohne Energie. Durch den Trank des Lebens hat sie schnell zu einer lange nicht mehr gekannten Energie zurückgefunden. Sie nennt es Ihr Doping. Ihr Arzt konnte nach zwei Monaten feststellen, dass die Divertikel rückläufig waren.

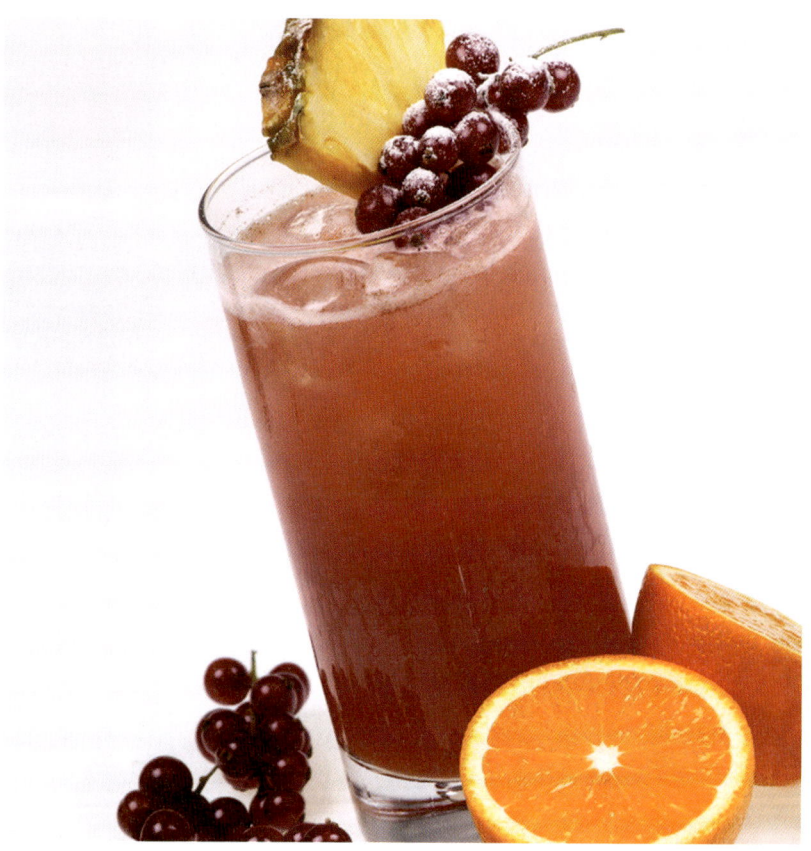

Presseberichte zum Trank des Lebens

Neue Presse, Hannover, 26.5.1998

> **Schwere Gesichtsakne und Hauterkrankungen**
>
> Dermatologen wandten den Trank des Lebens bei schwerer Gesichtsakne und anderen Hauterkrankungen an. Es sei „erfolgreich wie keine andere Arznei" hieß es.

Kölner Express, 27.5.1998

> **Verdauungsprobleme, Ekzeme, Akne und Asthma**
>
> Ulrike Widder (42) hat das Getränk ausprobiert. „Seit der Pubertät litt ich unter starken Verdauungsproblemen, hatte brüchige Fingernägel und Ekzeme auf der Haut", berichtet die medizinisch-technische Assistentin. Medikamente und Naturkost wie Weizenkleie, Leinsamen und Sauerkrautsaft brachten keinerlei Besserung. Dann probierte sie den wiederentdeckten Soma-Trank. „Bereits nach einer Woche wirkten die vielen Mikroorganismen, die der Drink enthält", sagt Ulrike Widder. Die Verstopfungen verschwanden, ebenso die Hautprobleme. Heute trinken auch Ehemann Jürgen (43) und Sohn Christoph (10) das nach frischem Federweißer riechende, alkoholfreie Getränk.

Welt am Sonntag, 27.9.1998

> **Herpes, Neurodermitis, Asthma**
>
> ... Hilfesuchende mit unterschiedlichen Leiden schilderten nach dem Genuss des Trankes erstaunliche Beobachtungen: Ein extrem an Asthma leidendes sechsjähriges Mädchen (Notfallpatientin) kann jetzt zeitweise auf starke Medikamente verzichten. Eine 22 Jahre alte Bürokauffrau aus Essen, die jahrelang an einer schweren Form von entstellender Neurodermitis litt und dazu quälende Herpesvirus-Infektionen hatte, ist „weitgehend beschwerdefrei".

Briefe an den Hersteller

Desolater Allgemeinzustand

Wegen einer gravierenden Viruserkrankung, die sogar einen Krankenhausaufenthalt erforderte, musste meine Tochter (3 Jahre) langfristig mit Antibiotika behandelt werden. Folgeerscheinungen waren u. a. ein schlechtes Blutbild, geschädigte Darmflora und ein desolater Allgemeinzustand.
Nach einer vierwöchigen Kur mit dem Trank des Lebens waren sowohl Blutbild als auch Darmflora deutlich verbessert, die Infektanfälligkeit des Kindes war stark reduziert.

Hans-Peter Krüger

Schwerwiegende Darmprobleme

Es ging um eine Darmerkrankung meiner Frau, bei der sich nach einer Hämorrhoiden-Verödung und einer nachfolgenden Infektion „ein Geschwür" gebildet hatte. Wir haben seit dem 20. Juli 1996 fünf Pakete Trank des Lebens-Gärgetränk verbraucht. Das Sensationelle, was nun passierte, ist wie ein Geschenk des Himmels. Ende September 1996 war meine Frau wieder in der Klinik. Hier stellte man eine hochverlaufende Analfistel vom Typ 2 B fest. Bei dieser komplizierten Fistelform wurde eine definitive Ausheilung erst nach zwei weiteren Operationen erwartet. Wegen unserer Urlaubsreise wurde die nächste OP auf Januar 1997 verschoben. Bei der letzten Konsulation in diesem Monat war der Proktologe sehr überrascht und meine Frau sehr, sehr glücklich, dass die Darminfektion fast ausgeheilt ist. Es ist zu vermuten, dass das Trank des Lebens-Gärgetränk die Abwehrkräfte so gestärkt hat und die Fistel durch die Zufuhr gesunder Mikroorganismen abgetötet wurde.

Michael Groß

Schwerkrank durch Candida-Befall

Meine Frau war seit Jahren sehr, sehr krank. Ihr Körper hatte durch einen starken Befall von Candida albicans Jahre von Krankheiten durchlitten und war völlig am Ende. Beinah sah es zu diesem Zeitpunkt aus, als ob ihr niemand mehr helfen könnte. Selbst die Haut war von ständigen Ausschlägen befallen und sie war nur noch ein Schatten ihrer selbst. Nach Beginn der Kur mit dem Trank des Lebens ging es meiner Frau schon nach kurzer Zeit (ca. vier Wochen) wesentlich besser. Heute, nach eineinhalb Jahren (wir trinken es beide immer noch regelmäßig) habe ich eine ganz „neue" Frau. Was der Trank des Lebens für uns bedeutet, können wir kaum in Worte fassen.
Eine neue Lebensqualität und Vitalität in unserem Alter noch erreichen zu können, damit haben wir nicht gerechnet.

Frank Heinze

Offenes Bein und Ödeme

Ich möchte Ihnen mitteilen, wie sehr mir der Trank des Lebens, geholfen hat. Seit mehreren Jahren leide ich an offenen Stellen am Bein. Im Juli 1998 lernte ich das Fermentgetränk kennen und trank 20 Tage lang täglich einen Liter von diesem Gärgetränk. Danach trank ich 20 Tage lang 0,5 Liter und dann täglich ein Glas. Zusätzlich beleuchtete ich die entzündlichen Stellen an meinem Bein mit einer Bioptronlampe.
Das Ergebnis ist erstaunlich: Das Bein und die Handgelenke sind frei von entzündlichen Stellen. Die Schwellung und die Wassereinlagerungen an den Beinen sind zurückgegangen. Ich bin einfach glücklich. Ich kann wieder schwimmen und länger spazieren gehen, habe keinen Juckreiz und keine Schmerzen mehr. Meine Lebensqualität hat sich verbessert.

Andrea Klinger

Neurodermitis

Ich möchte Ihnen mitteilen, dass meine Tochter Ihr Produkt seit einigen Wochen nimmt und der Erfolg einfach hervorragend ist. Die Haut unserer Tochter ist sehr viel weicher geworden und die offenen Stellen ihrer Neurodermitis sind verheilt. Durch die sehr starke Form der Neurodermitis haben sich Vernarbungen an den Beinen gebildet, auch diese Vernarbungen heilen, werden weicher und gehen zurück. Seit neun Jahren haben wir schon alles probiert und sehr viel Geld in die Behandlung unserer Tochter gesteckt (was wir natürlich gern gemacht haben), aber Ihr Produkt zeigt den ersten absoluten Erfolg.

Manfred Kübler

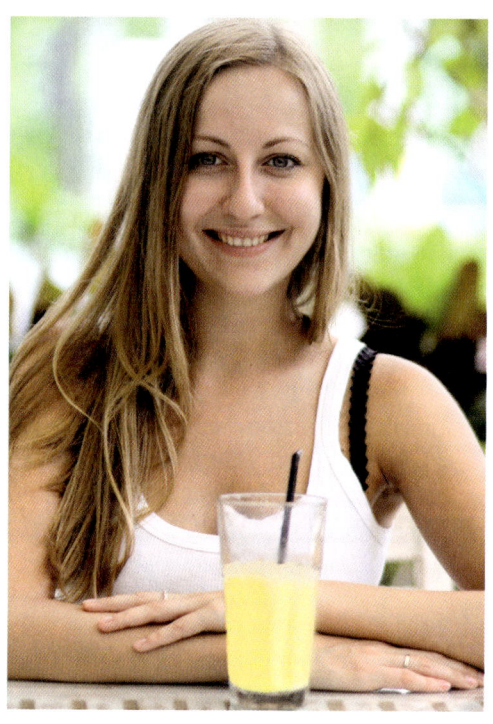

So wirken selbst hergestellte Fermentgetränke

- Enzym-Gärgetränke harmonisieren bei regelmäßiger Anwendung das wichtige Säure-Basen-Gleichgewicht.
- Die organischen Säuren der Milchsäure-Gärprodukte wirken im Körper basisch.
- Enzym-Gärgetränke helfen bei der Entgiftung des Körpers, wirken der Fäulnis im Darm entgegen und stärken das Immunsystem.
- Sie bringen allgemein den Organismus wieder ins Gleichgewicht.

Ein selbst hergestelltes Gärgetränk wirkt abwehrsteigernd: Es fördert die Peristaltik (Darmtätigkeit); ist mild abführend (nach 24 Std. Gärzeit), wirkt stuhlnormalisierend (nach 48 Std. Gärzeit), leicht stuhlfestigend (nach längerer Gärzeit), hemmt das Faulen von Stoffen im Darm und wirkt dadurch lebensverlängernd und stärkt generell die Lebensenergie.

Es ist das ideale Lebensmittel zur Begleitung medizinischer Maßnahmen bei:

> Katarrhen der Atmungsorgane, Asthma, Bronchialkatarrh, Tuberkulose, Magen- und Darmerkrankungen, chronische Darmentzündung, Candidabefall, Durchfall, Verstopfung, Darmträgheit, Verdauungsschwäche, Gallenbeschwerden, Blasenleiden, Harnwegsinfektionen, Blutarmut, Herzinfarkt, sämtliche Sklerosen, Schlaganfall, Nervenerkrankungen, Rachitis, Osteoporose, chronischer Erschöpfung, chronischer Vergiftung, Blutarmut, Osteoporose (Knochenschwund), nach schweren Erkrankungen (z. B. Krebs), Gicht, Rheuma, Sodbrennen, Eiweißunverträglichkeit, Vitamin B-Mangel, Akne, Schuppen, Ausschläge und Ekzeme, Schwermetallbelastungen, Magersucht bzw. Untergewicht.

Je nach Zuckergehalt und Art der Hefen beträgt der Alkoholgehalt eines Gärgetränkes 0,2 bis 2,0 Vol. Prozent.

Enzym-Gärgetränke regen die Nierentätigkeit an. Schädigende Stoffwechselprodukte und die Säuren, die den Körper belasten, werden verstärkt mit dem Urin ausgeschieden.

Enzym-Gärgetränke haben gegenüber Präparaten, die lebende Mikroorganismen enthalten, einen großen Vorteil: Durch die Reifezeit entstehen die bioaktiven Enzyme und die organischen Säuren. Probiotische Lactobacilluskulturen in Kapseln enthalten dagegen diese Stoffe nicht. Dafür können sie wiederum große Mengen dieser probiotischen Bakterien gezielt in den Darm bringen. Das kann wichtig sein um die z. B. durch eine Antibiotikabehandlung vernichteten Darmbakterien möglichst schnell wieder zu ersetzen.

Trotz aller therapeutischen Vorzüge sind Enzym-Gärprodukte Lebensmittel und keine Medikamente! Gärprodukte sind auch keine Wunderheilmittel, obwohl immer wieder erstaunliche Erfolge beobachtet wurden. Der unschätzbar hohe Wert von selbst hergestellten Fermentgetränken liegt darin begründet, dass sie über 3.000 verschiedene Enzyme enthalten und durch die organischen Säuren den Darm und die Nahrungsaufnahme so vorteilhaft unterstützen.

Vor Reisen auf Vorrat trinken

Wenn nicht anders angegeben, hat es sich bewährt, während einer Reinigungs- und Entgiftungskur täglich 0,5 bis einen ganzen Liter vom Enzym-Gärgetränk zu trinken. Danach sollte das Getränk wie jedes andere gesunde Lebensmittel in individueller Menge getrunken werden. Derartige Getränke „kennt" der Organismus. Er signalisiert die benötigte Menge.

Die Hefen bleiben bis zu drei Wochen im Darm. Die Milchsäurekulturen sind bis zu zwei Wochen nachweisbar. Wer eine längere Reise unternimmt, trinkt am besten vorher eine größere Menge. Dann müssen die Gärgetränke nicht unbedingt mitgenommen werden.

Enzym-Gärgetränke sind kalorienarm. Sie sorgen aber für eine bessere Verwertung der Nahrung. Bei unveränderter Ernährung könnte es zur leichten Gewichtszunahme kommen, wenn zusätzlich diese Gärgetränke getrunken werden. Wenn dies passiert, ist es ein Zeichen einer zu kohlenhydratlastigen Ernährung. Einfache Kohlenhydrate sollten dann durch mehr Gemüse und eiweißreiche pflanzliche Lebensmittel (Hülsenfrüchte) ersetzt werden.

Heilerfolg bei Stoffwechselstörung

Wie hilfreich selbst hergestellte Enzym-Gärgetränke sein können, zeigt folgendes Beispiel:

Frau Simone Liebig litt an einer schwerwiegenden Hauterkrankung, die nicht eindeutig bestimmt werden konnte. Die Mundschleimhaut und die Augenlider waren vereitert, manchmal so stark, dass sie morgens die Augen kaum öffnen konnte. Nach eingehender klinischer Untersuchung wurde die Ursache festgestellt. Der Körper konnte Vitamin B_{12} nicht in genügender Menge aufnehmen und der Stoffwechsel war erheblich gestört. Vitamingaben in jeglicher Form halfen nur anfänglich. Nach einigen Wochen versagten sie, selbst wenn diese hochdosiert direkt in die Blutbahn injiziert wurden. Eine vollwertige und abwechslungsreiche Ernährung kann häufig kleine Wunder bewirken, sie half in diesem Fall jedoch nicht. Nach vielen vergeblichen Therapieversuchen und Jahren der Qual wurde Frau Liebig als unheilbar abgestempelt und aus der Klinik entlassen.

Zufällig wurde ihr von einer Bekannten der Trank des Lebens empfohlen. Davon trank sie täglich einen halben bis einen Liter und ernährte sich sonst wie gewohnt weiter. Bereits nach einer Woche gingen die Vereiterungen zurück und die Haut normalisierte sich. Wenn sie das Gärgetränk nicht trank, verschlimmerte sich der Zustand nach wenigen Wochen wieder. Das ist übrigens zu erwarten, denn Milchsäurekulturen können sich maximal zwei Wochen im Darm halten. Danach müssen sie erneut zugeführt werden. Heute ist ihre Haut vollständig regeneriert.

Die Fähigkeit, Vitamine aufzunehmen, entscheidet

Das Gärgetränk enthält übrigens viel weniger Vitamin B_{12} als die hochdosierten Vitaminpräparate, die bei Frau Liebig zugeführt bekam. Es konnte trotzdem den Vitaminmangel besser ausgleichen und den Körper wieder ins Gleichgewicht bringen.

An diesem Beispiel ist gut zu erkennen, dass eine als „unheilbar" eingestufte „Erkrankung" in Wirklichkeit ein Ernährungsdefizit durch eine geschädigte Darmflora und einen gestörten Stoffwechsel sein kann. Die Erfolge mit soma-artigen Gärgetränken haben schon so manchen Arzt in Erstaunen versetzt. Ein Dauerkonsum derartiger Gärprodukte ist völlig natürlich und gesund.

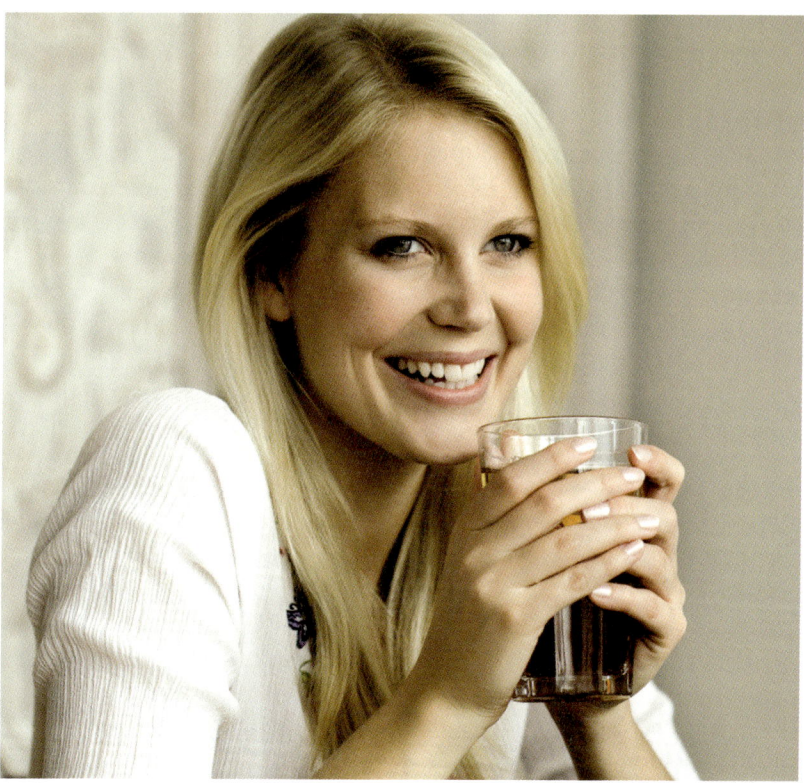

Kefir, Kwass und Kombucha
Die bekanntesten Gärgetränke

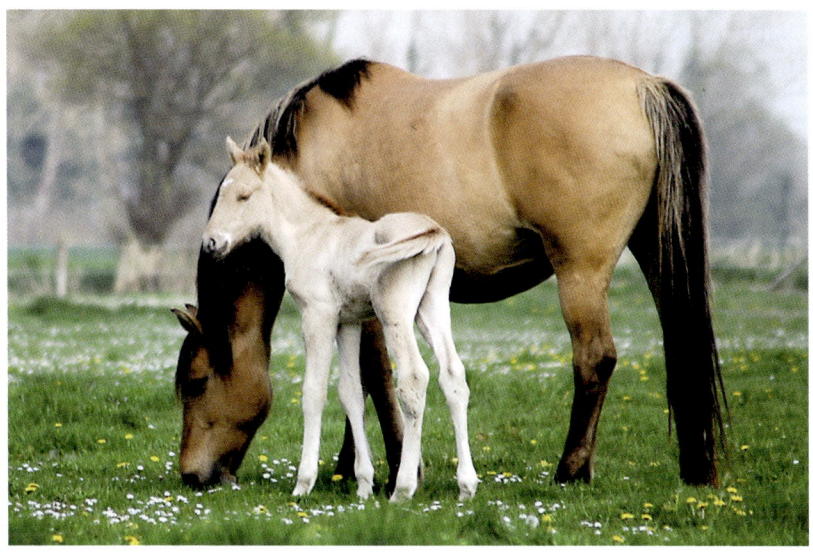

Gesundheitsgetränk Kefir

Kefir wurde ursprünglich in Südrussland, im Kaukasus und in Sibirien aus Stutenmilch hergestellt. Er trat in Europa seinen Siegeszug als legendäres Gesundheitsgetränk erst vor etwas mehr als 100 Jahren an. Russische und rumänische Wissenschaftler erforschten die Heilkraft des Kefirs. Sie bestätigten die überlieferten positiven Wirkungen, insbesondere zur Verbesserung des Blutbildes und zur Unterstützung der Therapie bei Lungen-, Magen- und Darmerkrankungen und bei Rachitis. Vor 60 Jahren gab es in Russland etliche offizielle Kefir-Heilanstalten. Dort wurden nicht etwa Darmerkrankungen mit Kefir therapiert, sondern die Lunge. Nur mit frischer Luft, Sonnenlicht, ein paar Kräutern und diesem original russischem Kefir wurde die damals tödlichste Seuche erfolgreich geheilt: die Lungenkrankheit Tuberkulose.

Der russische und kaukasische Kefir setzt sich aus einer Lebensgemeinschaft verschiedener Milchsäurekulturen (Lactobacillen) und Hefen zusammen.

Kefir hemmt die Arachidonsäure

Kefir soll wie Kombucha bei Gicht helfen. Ursache von Gicht ist ein erhöhter Harnsäurespiegel im Blut. Der Puringehalt der Lebensmittel spielt nach neuesten Erkenntnissen eine untergeordnete Rolle. Arachidonsäure ist bei der Entstehung der Entzündungs- und Schmerzentwicklung der Gichtschübe beteiligt. Kefir hemmt die Bildung von Arachidonsäure.

Eine ausreichende Versorgung mit dem Vitamin Folsäure ist dabei wichtig (besonders reich in Fenchel, Rote Bete, Linsen, grüne Bohnen, dunkelgrüne Blattsalate). Ein Folsäuremangel ist weit verbreitet.

Richtig erforscht wurde Kefir dort, wo er geschichtlich tief verwurzelt ist. Das sind die Länder Bulgarien, Rumänien und die Türkei.

Supermarkt-Kefir gärt kaum

Seit etwa 70 Jahren wird in mehreren Ländern Europas Kefir hergestellt. Der industriell produzierte Kefir unterscheidet sich jedoch in vielen Punkten vom kaukasischen Original. Es wird beispielsweise ausschließlich Kuhmilch verwendet. Der herkömmliche Supermarkt-Kefir enthält spezielle Hefen mit wenig Gärungsaktivität. Dadurch wird vermieden, dass sich die Deckel des Kefirbehälters wölben. Bei einem echten Kefir würde dies durch Kohlendioxidbildung während der Gärung passieren. Vor rund 20 Jahren war diese Wölbung des Deckels bei Kefir noch zu beobachten. Offensichtlich hat sich mancher an diesem Zeichen der Lebendigkeit gestört. Es fehlt im heutigen gegenüber dem originalen Kefir die Vielfalt an Milchsäurebakterien.

Kumyss - Ehrentrunk der Mongolen

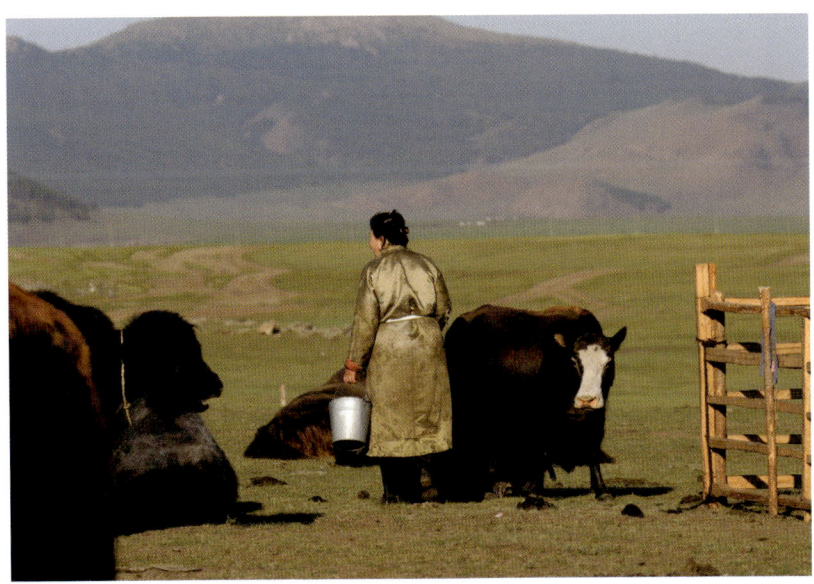

Eine verwandte Form des Kefirs ist Kumyss, die Milch von Stuten in vergorener Form. Es ist das legendäre Gärgetränk der Steppenvölker Zentralasiens. Mit diesem Ehrentrunk wird in der Mongolei jeder Gast begrüßt. Kumyss wird dort Airag genannt und als Nahrungsmittel besonders geschätzt. Auch eine besonders gesundheitsfördernde Kraft wird ihm nachgesagt. Von Juni bis Oktober stellen die Mongolen nach ihrer traditionellen Überlieferung dieses alkoholische, prickelnde Erfrischungsgetränk her. In dieser Zeit geben die Stuten ihre beste Milch. Kublai-Khan, der Herrscher der Mongolen, soll jeden Abend Kumyss getrunken haben. Nur für ihn und seine Nachkommen wurde eine Herde weißer Stuten zur Milchgewinnung gehalten.

Kumyss enthält in natürlicher Weise aufeinander abgestimmt alle lebensnotwendigen Vitalstoffe, außerdem besitzt er natürliche antibiotische Eigenschaften. Ein besonders positives Merkmal des Kumyss ist die natürliche Kombination von darmverträglichen

Milchsäurebakterien und Hefen mit den bereits erwähnten Vitalstoffen und einer natürlichen antibiotischen Wirkung. Kumyss wird nach abgeschlossener Gärung im Kühlschrank aufbewahrt und ist dort, gasdicht verschlossen in Flaschen abgefüllt, mindestens sechs Wochen haltbar. Der Geschmack des Gärgetränks ist aromatisch, säuerlich prickelnd und wird im Verlauf der Lagerung herber und ausgereifter.

Kumysskultur enthält im Lebensmittelbereich eingesetzte Laktobacillen, Streptokokken und Hefen. Durch den Gärungsprozess erfolgt im Kumyss eine Anreicherung der Vitamine des B-Komplexes, der Vitamine C und E sowie das Auftreten niedermolekularer Stoffwechselprodukte und Enzyme.

Wegen der Kombination von darmverträglichen Milchsäurebakterien und Hefen mit den Vitalstoffen und der natürlichen antibiotischen Wirkung wird Kumyss speziell in der Darmdiätetik, bei Magen- und Darmdiätkuren zur Verbesserung und Anregung der Verdauungs- und Resorptionsvorgänge, zur Vermehrung der erwünschten und zur Verdrängung der unerwünschten Darmflora eingesetzt. Diese Regulierung der Darmbakterien führt zur Verhinderung von Fäulnis- und Gärungsprozessen im Darm. Russische Wissenschaftler haben in neuester Zeit anhand historischer Präparate eine vollständige Regeneration von verklumpten, verkleinerten und in ihrer Oberfläche hochgradig dezimierten Darmzotten nach nur 10-tägigem Kumyssgenuss nachgewiesen. Sie führen dies vor allem auf die Wirkung der hochwertigen Eiweißabbauprodukte zurück.

Eiweißverbindungen sind auch die Grundlage für ein funktionsfähiges Immunsystem. Durch den Gärungsvorgang werden die in der Stutenmilch natürlich vorkommenden Globuline und andere Eiweiße auf niedere Stufen abgebaut und können so direkt zum Aufbau der für die körpereigene Abwehrfunktion entscheidenden Immunglobuline verwendet werden. Die durch den Kumyss bewirkte Entlastung der Leber und Aktivierung des Stoffwechsels fördert diesen Stoffwechselvorgang. Auch auf die Haut hat Kumyss einen positiven Einfluss. Die Eiweißabbauprodukte sind hier hauptsächlich neben Vitaminen, Mineralstoffen und Spurenelementen, ungesättigten Fettsäuren sowie Enzymen ausschlaggebend für einen schnellen Wiederaufbau der Haut.

Kumyss wird in der Weise hergestellt, dass man als Ansatz entweder einen starken alten Kumyss, den an der Sonne getrockneten Bodensatz eines starken Kumyss oder Reinkulturen von Lactobabacillus bulgaricus und milchzuckervergärende Hefe verwendet.

Es gibt einige wenige Gestüte in Deutschland, die Kumyss heute wieder anbieten. Im Internet finden Sie Bezugsadressen.

Teepilz Kombucha

Das Teepilzgetränk Kombucha hat wie der Kefir eine lange Tradition als Hausmittel gegen viele Beschwerden. Bereits vor 2.000 Jahren verwendeten die chinesischen Ärzte der Han-Dynastie den Teepilz als Heilmittel. Kombucha enthält eine Lebensgemeinschaft von Essigsäurebakterien (Acetobacter) und verschiedenen Hefen. Die Nährlösung der Mikroorganismen besteht aus gezuckertem Tee.

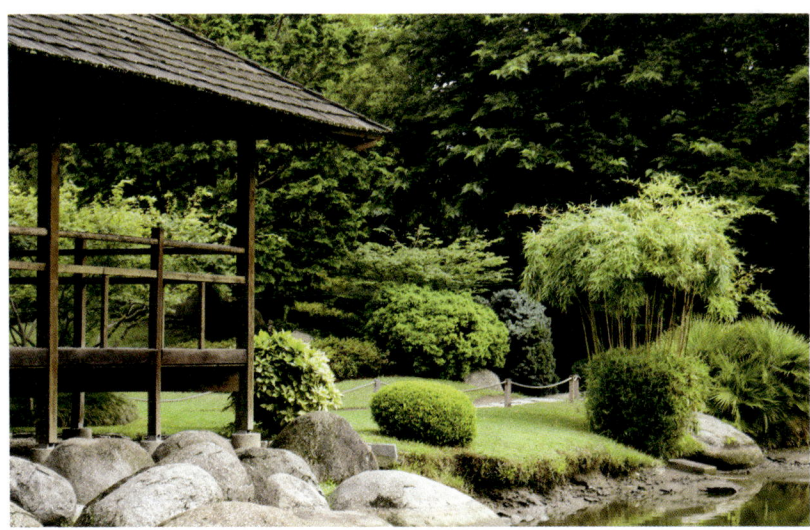

Wer glaubt, dass er unter dem Begriff Kombucha immer ein einheitliches Gärgetränk erhält, der irrt gewaltig. Die Zusammensetzung schwankt noch stärker als beim Kefir, je nach Herkunft oder Anspruch des Herstellers. Unter dem werbewirksamen Namen Kombucha werden heute verschiedene Produkte angeboten:

- Kombucha-Pilz (Teepilz) zur Selbstherstellung des Kombucha-Getränkes
- mit Kombucha-Kulturen hergestellte Fertiggetränke
- mit völlig anderen Mikroorganismen hergestellte „Kombucha"-Getränke

Eine objektive Auswahl ist kaum möglich, da keine unabhängigen Tests existieren und die verwendeten Mikroorganismen selten deklariert sind. Die Essigsäurebakterien und Hefen (Original-Kombucha enthält keine Milchsäurebakterien) der ursprünglichen Kombucha-Symbiose sind:

- Verschiedene Essigsäurebakterien (Acetobacter)
- Gluconobacter gluconicum
- Verschiedene Saccharomyces-Hefen
- Torula-Hefen und andere Hefen

Qualitätsmerkmal Glucuronsäure

Der Originalkombucha sowie der Trank des Lebens enthalten das Bakterium Gluconobacter. Die industriell hergestellten Kombuchagetränke meistens nicht. Schade, denn die von diesem Bakterium hergestellte organische Säure, die Glucuronsäure, unterstützt ideal die Schwermetallausscheidung und bindet in der Leber körpereigene Stoffwechselgifte. Glucuronsäure ist der Baustein von wichtigen Polysacchariden (Mehrfachzuckern) wie Hyaluronsäure (strafft faltige Haut / Grundsubstanz des Bindegewebes) und Chondroitinsulfat (Grundsubstanz des Knorpels).

Mit dem Kombucha-Pilz hergestellte Gärgetränke sollen eine gute Wirkung bei Gicht, Rheuma und Arthritis haben, aber nur, wenn ausreichend Glucuronsäure gebildet wird.

Original Kombucha?

Kombucha-Anhänger behaupten, im Pilz könnten sich keine anderen Mikroorganismen ansiedeln, er hätte sich dadurch über Jahrtausende in der Originalzusammensetzung erhalten. Das ist jedoch nur die halbe Wahrheit. Tatsächlich verdrängt die Symbiose aus Essigsäurebakterien und Hefen fast alle andersartigen Bakterien. Es gibt jedoch viele ähnliche Hefe- und Essigsäurebakterienstämme, die sich in der Symbiose auf Dauer behaupten können. In der gesundheitlichen Wirkung können sie sich erheblich unterscheiden. Deshalb gab es auch in jeder Region unterschiedlich zusammengesetzten Kombucha, jeweils abhängig davon, welche Mikroorganismen aus der Umgebung sich zusätzlich einnisteten und durchsetzten. Kombucha braucht gegenüber Kefir eine längere Gärzeit für die Umwandlung des Zuckers. Was Kombucha in einer Woche schafft, leistet Wasserkefir in zwei Tagen. Kombucha hat nach längerer Gärzeit zwar einen geringeren Restzuckergehalt als Wasserkefir, schmeckt dafür aber saurer. Süß schmeckender Kombucha ist wie unreifes Obst zu betrachten. Die Gärzeit reichte in derartigen Kombuchagetränken nicht aus, um den Zucker vollständig in organische Säuren und Vitalstoffe umzuwandeln. Erst essigsaurer Kombucha, wie er nach sieben Tagen Gärzeit entsteht, hat genügend gesundheitsfördernde Substanzen gebildet, um seinem Ruf als echtes Gesundheitsgetränk gerecht zu werden.

Der Echtheitstest

Sowohl Kombucha als auch Kefir allein genügen nicht, um bei der heute üblichen Ernährung die Fäulnis im Darm sowie Darmpilz wirkungsvoll zu verdrängen. Wohlschmeckende Kombucha oder Kefirgetränke in Flaschen enthalten außerdem relativ viel Zucker, der wiederum als Nahrung für die ungesunden Darmpilze dient.

> Tipp:
> Ob überhaupt ein echtes Kombuchagetränk mit aktiven Mikroorganismen vorliegt, erkennen Sie ganz einfach: Geben Sie eine kleine Menge des Getränkes in gezuckerten Tee. Wenn sich nach einigen Tagen der schleimige Kombuchapilz bildet, war das Kombuchagetränk aus der Flasche naturecht. Anderenfalls wurde es pasteurisiert oder sterilfiltriert, d. h. die Kombuchakulturen wurden abgetötet bzw. entfernt oder es wurden andere Mikroorganismen verwendet und das Wort Kombucha nur zur Werbung benutzt.

Met wird seit Urzeiten getrunken

Das deutsche Wort Met hat seine Wurzeln im indogermanischen Wortstamm *medhu* (Honig). Das spanische und französische *miel* hat den gleichen Ursprung. Im Sanskrit bezeichnet das Wort *mádhu* einen süßen, berauschenden Honigtrank.

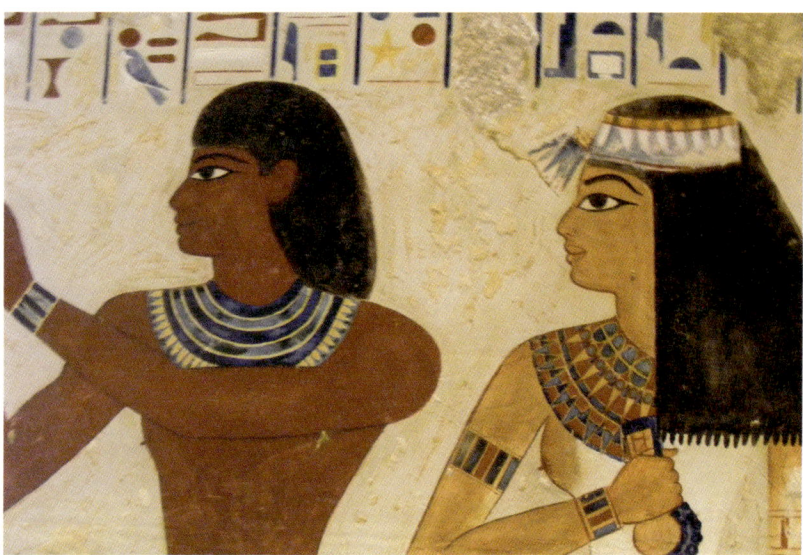

Der Honigwein Met wird schon länger getrunken, als der Wein aus Trauben, welcher um 3.500 vor Chr. in Ägypten und Vorderasien bekannt war.

Lässt man Honig mit einem hohen Wassergehalt einige Zeit an einem warmen Ort stehen, setzt automatisch eine Gärung ein.

Unsere nordischen Vorfahren sahen im Met ein Geschenk der Götter. Er wurde bei Feiern und kultischen Handlungen reichlich getrunken. Neben seiner Verwendung für Feste und Zeremonien war Met aber auch ein normales Alltagsgetränk, vergleichbar mit Bier im mittelalterlichen Europa.

Schon in antiken Lehrbüchern wurden dem Honigwein Heilkräfte gegen Magen- und Darmbeschwerden zugeschrieben. Die Mikroorganismen, welche die Gärung bewirkten, erfüllten im Darm schon seit Urzeiten ihre wohltuende Wirkung – auch wenn Sie erst Jahrtausende später entdeckt wurden.

Bis ins Mittelalter genoss Met einen hohen Stellenwert. Durch das Aufkommen von Wein im Süden und Bier im Norden, wurde der Honigwein mehr und mehr verdrängt.

Kwass: Power-Variante des Brottrunks

Wenn dem Sauerteig wie bei der Bierzubereitung Getreidemalz zugeben wird, entsteht etwas völlig Neues, das die guten Eigenschaften von Brottrunk und frischen Hefegärgetränken vereinigt. Es wird traditionell Kwass (slawisch: Säure) genannt. Pfefferminze und Soja sind in Mittelasien übliche Zutaten. Dieses supergesunde und erfrischende Getränk lässt sich jedoch nicht in Flaschen einschließen und wochenlang haltbar machen. Die Enzymaktivität der Hefen ist so stark, das die Flaschen platzen würden. Varianten vom Kwass sind heute in Polen und Russland weit verbreitet.

In allen hefehaltigen Gärgetränken entsteht nach längerer Gärzeit Alkohol. Nach ein bis zwei Tagen ist bei den Gärgetränken, die noch

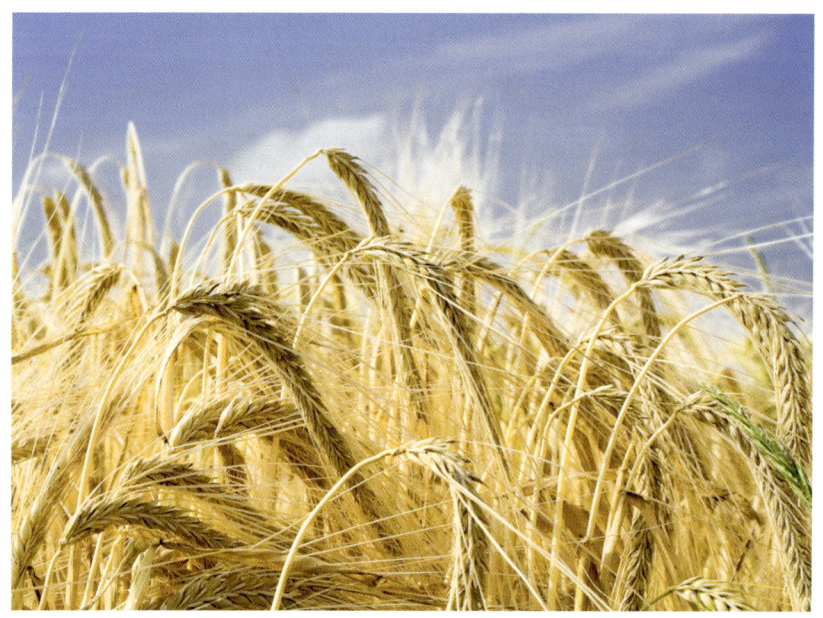

die unverfälschte Naturhefe enthalten, diese Menge so gering wie im Malzbier für Kinder. Erst danach steigt die Menge langsam auf ein bis drei Prozent. Noch vor kurzem wurde von Heilberuflern der Brottrunk dem Kwass vorgezogen, weil sich im Brottrunk mangels Hefe kein Alkohol bildet. Heute weiß man es besser. Naturechte Gärgetränke mit geringer Alkoholmenge sind dem Körper – in Maßen getrunken – sehr zuträglich. Bei der Hefegärung entsteht auch natürliche Kohlensäure. Sie wirkt belebend auf den Stoffwechsel und die Verdauungsorgane.

Die Naturhefe Saccharomyces erfüllt im Darm wertvolle Aufgaben, die Milchsäurebakterien nicht leisten können. Ideal wäre es daher, sowohl Milchsäuregärprodukte als auch Gärprodukte mit frischen Hefen in den Speiseplan mit einzubeziehen, so wie dies beim Trank des Lebens der Fall ist. Bier und Wein können diese Aufgaben der Hefe nicht erfüllen, weil sie nicht genügend aktive Hefen enthalten.

Warum frisch angesetzt besser ist

Alle Gärprodukte, die fertig verpackt gekauft werden, sind lebensmittelchemisch überwacht und weisen eine gleichbleibende Qualität auf. Sie haben aus naturgegebenen Gründen jedoch einen Nachteil: Mikroorganismen sind wie kleinste Ur-Pflänzchen und verhalten sich auch so; vergleichbar etwa mit frisch ausgesäter Kresse oder Getreidekörnern, die in einem Keimgerät austreiben. Sobald die Kressepflänzchen oder die Keime gewachsen sind, sollten sie möglichst frisch verzehrt werden. Jede weitere Lagerung vermindert die Lebendigkeit, bis die Pflänzchen schließlich sterben. Dann beginnt die Zersetzung, was einen Vitamin- und Enzymverlust bedeutet.

Ähnlich ist es bei den Mikroorganismen. Wenn diese in eine Nährlösung (Zucker, Milch, etc.) kommen, vermehren sie sich in wenigen Tagen stark. Milchsäurekulturen erzeugen dabei unter anderem organische Säuren und natürliche Probiotika; Hefen produzieren Vitalstoffe und Alkohol. Werden die Säure- oder Alkoholmengen größer und gehen die Nährsubstanzen zur Neige, so wirkt sich dies auf die Mikroorganismen hemmend aus. Ihre Vermehrung kommt zum Stillstand, bis sie schließlich absterben. Molkereien rechnen von der Produktion bis zum Konsum mit einer Einbuße lebender Mikroorganismen von etwa 99 Prozent. Das bedeutet: Nur ein winziger Bruchteil bleibt am Leben.

Eine direkte, aktive Unterstützung der Darmflora erfordert jedoch eine große Menge lebender Kulturen in der Nahrung, einen genügend hohen Milchsäuregehalt und eine hohe Enzymaktivität. Besser wäre es daher, sich seinen Joghurt oder sein Gärgetränk selber frisch herzustellen. Das ergibt auch einen hohen Gehalt an aktiven Enzymen und organischen Säuren, erfordert jedoch Zeit und einige Arbeitsgeräte: Gläser sterilisieren, Milch erhitzen, abkühlen lassen, Kulturen zusetzen und mehrere Stunden bei einer bestimmten Temperatur im „Joghurtbereiter" reifen lassen. Joghurtkulturen zum Selbstansetzen gibt es beispielsweise in Reformhäusern, Bioläden oder über spezialisierte Versandhändler. Sie enthalten neben den üblichen Joghurtkulturen oder probiotischen Mikroorganismen hauptsächlich die Starterkultur Streptococcus thermophilus. Sie vereinfacht die Herstellung und bildet kleine Mengen Acetaldehyd, die den typischen Joghurtgeschmack bewirken. In einem so hergestellten Joghurt ist der Anteil an lebenden Bifiduskulturen gegenüber den übrigen Mikroorganismen allerdings gering.

Einfacher geht es mit Wasserkefir und dem Teepilz Kombucha. Einfach Zuckerwasser ansetzen, etwas Rosinen oder Tee dazugeben und den bereits entwickelten Wasserkefir- oder Teepilz hineingeben. Nach einigen Tagen ist ein aktives Gärgetränk herangereift.

Das Ganze hat nur einen kleinen Haken: Durch die Weitergabe von Haus zu Haus gibt es keine kontrollierte Qualität. Nicht alle angebotenen Pilze weisen die ursprüngliche Zusammensetzung auf. Eine Überprüfung ist kaum möglich, denn die genaue Auflistung der enthaltenen Mikroorganismen fehlt häufig.

Wichtig zu wissen: Weder Teepilz noch Wasserkefir enthält die wichtigen probiotischen Kulturen wie Bifidus und Lactobacillus acidophilus. Im Trank des Lebens sind diese enthalten, um das Gleichgewicht der Darmflora besser zu unterstützen.

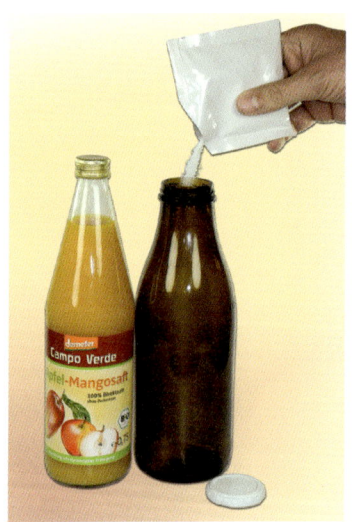

So einfach ist die Zubereitung des Trank des Lebens:

Portionstüte in eine Braunglasflasche geben und mit Fruchtsaft auffüllen. Zwei bis drei Tage bei Zimmertemperatur stehen lassen.

Das sagt die Wissenschaft über fermentierte Lebensmittel

Kann die moderne Wissenschaft diese Aussagen bestätigen?
Der Leiter des Instituts für Gärungsgewerbe und Biotechnologie in Berlin, Prof. U. Stahl, beurteilte die Bedeutung gesunder Mikroorganismen folgendermaßen:

„Die tägliche Zufuhr von geeigneten Mikroorganismen zur Gesunderhaltung ist heute wichtiger denn je. Ausgesuchte Lactobacillen-, Bifidusbakterien- und Saccharomycesstämme wirken im positiven Sinne regulativ auf das ökologische Gleichgewicht im Darm ein. Sie sind geeignet, sich in die vorherrschende Symbiose einzufügen und eine Schutzbarriere gegen potentielle Krankheitserreger zu bilden. Sie stimulieren das Immunsystem, liefern essentielle Vitalstoffe und unterstützen die Verdauung. Diese Organismen sollten in lebender Form regelmäßig aufgenommen werden. Seit Urzeiten hat der Mensch große Mengen an milchsauervergorenen Lebensmitteln und mit Hilfe von Hefen hergestellte Nahrungsmittel wie Brot, Bier, Wein und Sauerkraut zu sich genommen. Lactobacillen und Hefen gehören von Natur aus zur vollwertigen Ernährung und sind Lebensmittel im wahrsten Sinne des Wortes."

Das Kombi-Rezept für ein gesundes Leben

Ab 1915 untersuchte der britische Regierungsarzt Robert McCarrison den Gesundheitszustand der indischen Bevölkerung. Durch die verschiedenen Volksgruppen Indiens mit völlig unterschiedlichen Ernährungsgewohnheiten war es möglich, einen Zusammenhang zwischen Ernährung, Gesundheit und sozialem Verhalten zu erkennen. Das Ergebnis war eindeutig: Die indischen Völkergruppen, die sowohl grüne Blattsalate bzw. grüne Kräuter und unpasteurisierte Milch (also angegorene Milch mit Milchsäurekulturen) regelmäßig verzehrten, hatten die stärkste Gesundheit, die größte Lebenserwartung und das beste Sozialverhalten!

McCarrison führte anschließend umfangreiche Ernährungsversuche mit Ratten durch, und kam zum gleichen Ergebnis. Fehlte nur eines dieser beiden Komponenten, verschlechterte sich die Gesundheit, Stärke und Ausdauer deutlich. Das leuchtet auch in Hinblick auf das Immunsystem ein. Milchsäurekulturen aus der Milch und die Folsäure aus den grünen Blattsalaten stärken es. Heute ist ein Folsäuremangel weit verbreitet. Dieser Mangel kann das Immunsystem und damit die Abwehrkraft erheblich schwächen. Deshalb ist es so wichtig, mit zwei Hebeln anzusetzen um die Gesundheit zu stärken: Mit Gärgetränken und mit pflanzlichen Vitaminen, Bioaktivstoffen und Spurenelementen.

Schach dem Krebs mit Milchsäure

Mediziner, die konsequent Gärprodukte in ihren Behandlungsplan mit einbeziehen, kommen überwiegend ebenfalls zu einem positiven Urteil. Einer der eifrigsten Vorkämpfer für Milchsäuregärprodukte ist der deutsche Arzt Dr. J. Kuhl. Er schrieb bereits vor 20 Jahren in seinem Buch „Eine erfolgreiche Arznei- und Ernährungsbehandlung gut- und bösartiger Geschwülste" zu Milchsäure-Gärprodukten:
„Überall auf der Welt, wo sich Völker eines ausgezeichneten Gesundheitszustandes erfreuen und wo ein hohes Alter erreicht wird, finden wir Milchsäuregärungsprodukte. Ohne sie gibt es kein Freisein von chronischen Krankheiten. Der Gesundheitszustand naturnah lebender Völker mit und ohne Milchsäuregärungsprodukten beweist es uns. Die naturnahe, unzerstörte Nahrung allein reicht nicht aus, die Naturvölker vor chronischen Krankheiten zu schützen."

Kuhl verordnete seinen Krebspatienten therapiebegleitend eine Ernährung mit hohem Anteil an Milchsäuregärprodukten. Kuhl, Prof. Seeger, Dr. Köhler und Dr. Budwig berichteten in Ihren Veröffentlichungen von sehr guten Erfolgen mit milchsauren Lebensmitteln.

Achtung! Es gibt zwei verschiedene Milchsäuremoleküle: Die rechtsdrehende L (+) und die linksdrehende D(-) –Milchsäure. Ähnlich wie die menschliche Hand sind beide Moleküle spiegelsymmetrisch.

In fermentierten Lebensmitteln finden wir überwiegend die physiologische, gesunde rechtsdrehende Milchsäure. Wenn wir zu viel Zucker und zu viele Kohlenhydrate essen, verändert sich der Stoffwechsel der Zellen. Der Zucker (Glucose) wird dann in den Zellen regelrecht vergärt. Dabei fallen große Mengen an linksdrehender Milchsäure an. Das Gewebe übersäuert, das Blut wird gleichzeitig alkalisch. Wir nennen diese Stoffwechselentgleisung Krebs. Durch die Alkalose des Blutes und die Überschwemmung der Zellen mit linksdrehender Milchsäure gerät alles aus dem Gleichgewicht. Die Aktivität von Enzymen und Hormonen ist eingeschränkt. Das Zellmembranpotential sinkt. Apoptose, das Einleiten der „Selbstvernichtung" von Krebszellen funktioniert nicht mehr. Das Immunsystem ist in seiner Funktion regelrecht lahm gelegt.

Der Zucker (Glucose) ist nicht krebsauslösend, aber er trägt laut dem Arzt Dr. Coy zum aggressiv werden von vorhandenen Krebszellen entscheidend bei.

In der Prävention und Therapie von Krebs gibt es daher drei wichtige Grundregeln:

1. Zucker und Kohlenhydrate weitgehenst meiden

2. reichlich fermentierte Lebensmittel mit rechtsdrehender Milchsäure essen und trinken

3. Stress jeglicher Art meiden (auch und vor allem psychischer Stress), da auch hier große Mengen schädlicher linksdrehender Milchsäure anfallen.

Der Krebsarzt Dr. Zabel schreibt: *„Eine spezifische Krebstherapie liegt dann vor, wenn linksdrehende Milchsäure im Tumor durch rechtsdrehende Milchsäure neutralisiert und inaktiviert wird."*

Diese Tatsache wurde bereits vor einigen Jahrzehnten in den USA und an der Justus-Liebig-Universität in Gießen bewiesen. In Versuchen wurden bei Mäusen künstlich Tumore erzeugt. Es wurde beobachtet, dass bei der Fütterung mit Naturjoghurt, Sauerkrautsaft und milchsauren Getreideprodukten die Entwicklung der Tumore deutlich reduziert wurde.

Auch epidemiologische Studien haben dies gezeigt. In den Regionen in Russland, wo Kombucha und Kwass bis heute getrunken wird, kommen Krebserkrankungen so gut wie nicht vor. Schade, dass diese Erkenntnisse so wenig bekannt sind!

Der Brottrunkpionier Kanne berichtet ebenfalls von sehr guten Studienergebnissen zu diesem Thema. Niemand kann behaupten, dass Milchsäuregärprodukte allein Krebs heilen. Es ist aber wie bei allen schwerwiegenden Erkrankungen unbedingt nötig, das Immunsystem während der Heilungsphase besonders zu stärken und die Entgiftung des Körpers über die Nieren zu fördern. Dafür sind gegorene Lebensmittel ideal geeignet. Besonders blutreinigend wirken der Trank des Lebens und milchsauer vergorener Rote Beete Saft. Rote Beete wirkt zudem durch den hohen Gehalt an Bioaktivstoffen stark antitumoral.

Rote Beete und Topinambur können vermutlich die linksdrehende Milchsäure im Darm etwas abpuffern. Wichtig ist auch, darauf zu achten, dass die fermentierten Lebensmittel einen möglichst hohen Anteil an rechtsdrehender und wenig von der schwer verdaulichen linksdrehenden Milchsäure enthalten. Da Brottrunk relativ viel linksdrehende Milchsäure enthält, ist es ratsam, dies entweder durch geeignete andere Gärprodukte auszugleichen oder Brottrunk ganz zu ersetzen. Der Krebstherapeut Dr. C. Moermann rät aus den gleichen Gründen, auf normalen Joghurt und Kefir während der Krebstherapie ganz zu verzichten.

Die erste Wahl zur Unterstützung der Krebstherapie und bei allen schwerwiegenden Erkrankungen, die ein starkes Immunsystem erfordern, sind milchfreie soma-artige Gärgetränke (wie der Trank des Lebens), zusätzlich milchsaure Gärgetränke mit hohem Anteil an rechtsdrehender Milchsäure (zum Beispiel Sauerkrautsaft) und zusätzlich Präparate oder Produkte mit probiotischen Milchsäurekulturen.

Wie bereits geschildert, ist das Ökosystem Darm auf die tägliche Zufuhr von gegorenen Lebensmitteln eingestellt. Sie schaffen zusammen mit einer artgerechten Ernährung ein Gleichgewicht zwischen aufbauenden und abbauenden Mikroorganismen. Solange die aufbauenden Mikroorganismen die Oberhand behalten, sind wir gesund. Wenn die abbauenden und parasitären Bakterien, Viren und Pilze siegen, werden wir krank. Über den Verzehr von Gärprodukten können wir direkt den aufbauenden Mikroorganismen die Vorherrschaft sichern. Dieses Prinzip ist nicht auf den Darm beschränkt, sondern gilt für den ganzen Körper. Die Vorstellung, Mikroorganismen kämen nur im Mund und Darm vor, ist überholt. Sie sind im Körper allgegenwärtig.

Schutz des Erbguts

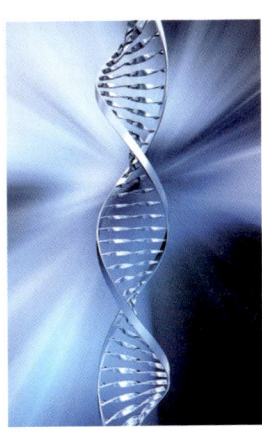

Milchsäurebakterien können sogar das menschliche Erbgut vor Veränderungen schützen. Dies zeigte eine Studie an der Bundesforschungsanstalt für Ernährung in Karlsruhe. In gegrilltem und gebratenem Fleisch entstehen sogenannte heterozyklische aromatische Amine, die das Erbgut schädigen können. Wie die Wissenschaftler herausfanden, kann diese erbgutschädigende Wirkung der Amine verringert werden, wenn Fleisch zusammen mit Lactobacillus acidophilus verzehrt wird.

Die amerikanischen Probiotic-Forscher Prof. K. M. Shahani und Prof. R. Fuller erwähnen eine weitere Eigenschaft dieser und ähnlicher Lactobacilluskulturen. Sie erinnern sich vielleicht an die vielen Pressemitteilungen über den hohen Nitratgehalt von Mineralwässern, Gemüse und Salaten. Im Darm können aus Nitraten Nitrosamine entstehen. Dies sind krebserregende chemische Verbindungen. Mit Recht wurden Produkte mit hohem Nitratgehalt angeprangert. Lactobacillus acidophilus und Bifidus hemmen jedoch die Bildung dieser krebserregenden Substanzen im Darm. Je mehr der genannten lebenden Mikroorganismen im Darm vorhanden sind, desto weniger Nitrosamine können entstehen.

Schutz vor vielen Erkrankungen

Über eine Verbesserung der körpereigenen Abwehrkräfte lassen sich mit Hilfe der probiotischen Mikroorganismen viele chronische Erkrankungen bessern oder sogar heilen. Der Wiederherstellung einer normalen Darmbesiedelung werden günstige Auswirkungen auf Asthma, Neurodermitis, Rheuma und wie oben erwähnt, sogar Krebs zugeschrieben.

Wissenschaftler der University of Washington in Seattle haben die wichtigsten Ergebnisse aller in den letzten 30 Jahren zu diesem Thema veröffentlichten Untersuchungen ausgewertet. Ihrer Ansicht nach wird die Behandlung mit probiotischen Mikroorganismen bislang unterschätzt.

Lebende probiotische Mikroorganismen sind besonders geeignet, die Darmflora aktiv zu unterstützen. Sie verstärken den Schutz vor Krankheitskeimen und hemmen die Entstehung schädlicher Substanzen im Darm. Lactobacillus- und Saccharomyceskulturen stärken das Immunsystem, senken die Infektionsrate, unterstützen die keimabwehrende Eigenschaft der Darmflora und erzeugen wichtige Vitamine in natürlicher Kombination. Daraus ergeben sich viele weitere Möglichkeiten, eine Therapie zu unterstützen und den Heilungsverlauf zu beschleunigen. Mögliche Anwendungsbereiche sind etwa: Darmerkrankungen, Verstopfungen, Pilzinfektionen, Allergien, Neurodermitis, rheumatische Erkrankungen, Magen- und Zwölffingerdarmgeschwüre, Immunschwächen und Infektionen.

Probiotika nach Antibiotika

Damit es nicht zu einem Pilzbefall oder anderen Fehlbesiedelungen im Darm kommt, setzen immer mehr Ärzte nach einer Behandlung mit Antibiotika Mikroorganismenpräparate mit probiotischen Lactobacillus-Kulturen ein. Wie wichtig auch der Einsatz von Saccharomyces-Hefen dabei ist, wird allgemein noch wenig beachtet. Laut Prof. G. Reuter von der Freien Universität Berlin erfüllen Lactobacillen in der Dünndarmflora unverzichtbare Funktionen.

Bei Schädigung der Dünndarmflora sei es daher essentiell, die Rekultivierung dieser Keimspezies durch eine probiotische Therapie zu unterstützen. Prof. B. Gedek aus München wies darauf hin, dass bei funktionellen Störungen oder entzündlichen Veränderungen der Darmschleimhaut eine Therapie mit Bakterienkulturen aus der Darmflora sinnvoll sein kann.

Unterstützung für das Immunsystem

Probiotische Mikroorganismen wirken nicht nur positiv auf den Darm. Sie können auch bei der Bekämpfung von Infektionskrankheiten nützlich sein, etwa bei Entzündungen der Harnwege oder der Scheide. Extrakte probiotischer Mikroorganismen senken zum Beispiel auch die Häufigkeit der Atemwegsinfekte. Prof. P. Oberender, Gesundheitsökonom an der Universität Bayreuth, errechnete in einer Kosten-Nutzen-Analyse daraus eine Verringerung der Therapiekosten um 63,7 Prozent.

Würde also jeder regelmäßig sein Immunsystem mit lebenden, probiotischen Mikroorganismen unterstützen, ergäben sich wesentlich weniger Infektionen und eine Kostenersparnis, die in die Milliarden ginge. Leider dauert es meist durchschnittlich 20 Jahre, bis neue Erkenntnisse sich auch in der Praxis durchsetzen.

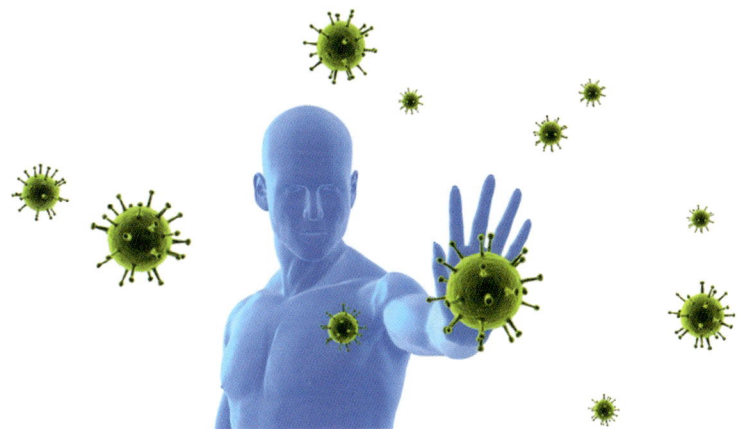

Probiotische Mikroorganismen

- Regulieren sanft die Verdauung
- Helfen Calcium, Magnesium und Spurenelemente aus der Nahrung ins Blut aufzunehmen (besonders wichtig für Frauen ab 30!)
- Führen zu einer schnellen Genesung bei verschiedenen Durchfallerkrankungen
- Senken den Cholesterin- und Ammoniakspiegel im Blut
- Wirken krebshemmend
- Stimulieren und stärken das Immunsystem
- Hemmen das Wachstum von Krankheitskeimen im Darm und schützen vor Magen-Darm-Infektionen
- Fördern die Verdauung von Milchzucker (Lactose) bei Unverträglichkeit
- Begünstigen die Sanierung der Darmflora nach Antibiotikatherapie, Bestrahlung und Chemotherapie
- Bilden spezielle Vitamine, Aminosäuren und ungesättigte Fettsäuren

Was wirkt in selbst hergestellten Gärgetränken?

Milchsäure – ein Besen für den Darm

Milchsäure entsteht immer dann, wenn durch Milchsäurebakterien Zucker in Milchsäure umgewandelt wird. Milchsäure ist enthalten in fermentierten Milchprodukten wie Joghurt, Kefir oder Sauerrahm, in Sauerkrautsaft, dem Fermentgetränk Rechtsregulat und in milchsauer vergorenen Getränken auf Getreidebasis wie Kwass oder Brottrunk. Wichtig ist, wie bereits vorher beschrieben, dass wir überwiegend rechtsdrehende Milchsäure durch Lebensmittel aufnehmen.

Der bekannte Brottrunk enthält ca. 0,5 Prozent links- und 0,5 Prozent rechtsdrehende Milchsäure. Rechtsregulat und der Trank des Lebens enthalten überwiegend die physiologische rechtsdrehende Form. Ist unsere Darmflora in Ordnung, produziert unser Darm ebenfalls Milchsäure. Wenn genügend Milchsäure im Darm vorhanden ist, gibt es dort kaum Fäulnisbakterien. Auch andere krankmachende Keime fühlen sich dann nicht mehr wohl. Die ganze Verdauung verbessert sich, der Stuhlgang ist normal. Die Bedeutung der Milchsäure für die Zellgesundheit und als Schutz vor Krebs wurde bereits in einem früheren Kapitel beschrieben.

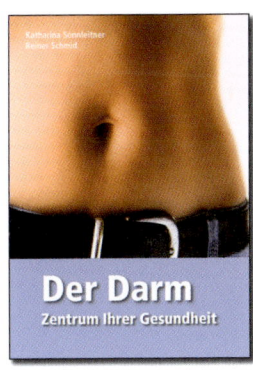

Literaturtipp:

Der Darm – Zentrum der Gesundheit

von Katharina Sonnleitner
und Reiner Schmid
Verlag Ernährung und Gesundheit.

Lactobacillus acidophilus und Bifidobakterien

Der Trank des Lebens enthält sowohl das Bifidobakterium longum, als auch den wertvollen Stamm Lactobacillus acidophilus.

Die gesundheitliche Bedeutung der Bifidusbakterien wird besonders hoch eingeschätzt, weil sie den größten Teil der Milchsäurekulturen im menschlichen Darm ausmachen und ausschließlich rechtsdrehende Milchsäure erzeugen. Bei Säuglingen besteht die Darmflora sogar zu 95 % aus Bifidus, beim Erwachsenen noch zu 25 %.

Leider kann Bifidus nur schwer kultiviert werden und ist daher relativ teuer. Eine genügend hohe Anzahl Bifiduskulturen wird durch die normale Gärung in Molkereierzeugnissen kaum erreicht. Deshalb sind die meisten Joghurthersteller auf andere Lactobacillen ausgewichen oder setzen gefriergetrocknete Bifiduskulturen als Ergänzung zu den übrigen ein.

Bifidusbakterien zeichnen sich durch folgende Eigenschaften aus: Sie

- ✓ erzeugen Vitamine (B_1, B_6, B_9, B_{12}) und Aminosäuren (Alanin, Valin, Asparginsäure, Threonin)
- ✓ verstoffwechseln Cholesterin und senken den Serumcholesterinspiegel
- ✓ haften gut an der Darmwand
- ✓ produzieren Milch-, Essig- und anderer organische Säuren in einem für das Darmmilieu besonders vorteilhaften Verhältnis.

Lactobacillus acidophilus übersteht die Magensäure besonders gut und ist als probiotische Kultur die ideale Ergänzung zu Bifidus. **Diese Milchsäurebakterien leisten Folgendes: Sie**

- ✓ erzeugen verdauungsfördernde Enzyme, die aus der Nahrung Aminosäuren freisetzen; die Speisen werden dadurch bekömmlicher

- ✓ erhöhen die Bioverfügbarkeit von Mineralstoffen und Spurenelementen aus der Nahrung; besonders Kalzium, Zink, Eisen und Magnesium können so vom Körper besser aufgenommen und verwertet werden

- ✓ wirken antitumoral (krebshemmend)

- ✓ helfen bei der Behandlung von Durchfallerkrankungen und Salmonelleninfektionen, schädliche Bakterien zu verdrängen

- ✓ sorgen für eine bessere Milchzuckerverträglichkeit

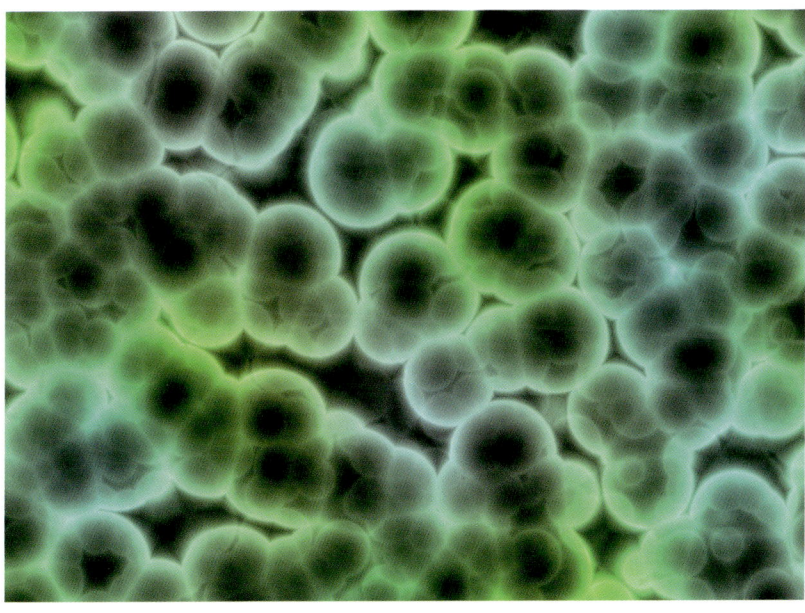

Flüssige Hefe – Reich an Vitalstoffen

Lebendige, flüssige Hefen stellten sich als reiche natürliche Vitamin B-Quelle heraus. Diese Vitamine sind wichtig für eine gesunde Haut. Naturhefe in Gärprodukten wie dem Trank des Lebens erzeugen Wirkstoffe, die Bakterien abwehren.

In hefehaltigen Getränken (vergoren mit Saccharomyces cerevisiae) fanden Biochemiker die Zellschutzsubstanzen reduziertes Glutathion und Glutathionperoxidase. Sie schützen sowohl die Hefe-, als auch die menschlichen Zellen vor schädigenden Umwelteinflüssen – ein gewichtiger Gesundheitsfaktor, denn jeder ist nur so jung und gesund wie seine Zellen. Diese Stoffe helfen dem Körper auch bei der Entgiftung von Pestiziden, Schwermetallen und anderen Schadstoffen. Würde man das Glutathion-Schutzsystem chemisch nachbauen und in eine Vitaminpille geben, wäre diese Form der Gesundheitsvorsorge für den Normalverdiener unbezahlbar.

Weitaus preisgünstiger ist der tägliche Verzehr von Hefegärprodukten zur Deckung des Glutathionbedarfs. Allerdings setzt dies voraus, dass im Gärprodukt ausreichend viel hefehaltiger Bodensatz enthalten ist. Das ist leider üblicherweise nicht der Fall; der vitalstoffreiche Bodensatz wird in der Regel ausgefiltert. Reduziertes Glutathion in Kapseln wird meistens durch genmanipulierte Mikroorganismen hergestellt. Glutathion wird auch in der Leber gebildet. Bausteine für Glutathion kommen in Obst und Gemüse vor. Joghurt, Kefir, Bohnen, Fisch, Eier, Knoblauch, Linsen und Sojabohnen enthalten reichlich die Aminosäure Methionin. Sie schützt Glutathion vor dem Abbau. Wer also die genannten Lebensmittel und den Trank des Lebens verzehrt, braucht die oft überteuerten Glutathionprodukte nicht.

Hefen besitzen die Fähigkeit, für das Immunsystem wichtige Spurenelemente wie Selen, Zink, Chrom und viele andere organisch zu binden. Der menschliche Körper kann sie in dieser hefegebundenen Form besonders gut aufnehmen und verwerten. Das setzt natürlich voraus, dass die Hefe in einer spurenelementereichen Nährlösung wächst. Ein billiger Nährboden, wie er beispielsweise für die herkömmliche Bäckerhefe verwendet wird, bringt auch nur eine gesundheitlich minderwertige Hefe hervor. Wenn sie Ihren eigenen Gesundheitstrunk ansetzen, verwenden Sie am besten als Zugabe zur Nährlösung einen Saft, der reich an Mineralien und Spurenelementen ist.

Ein Pionier der Hefeforschung war Prof. E. Abderhalden (Universität Halle). Er sprach den Wirkstoffen der Hefe die Rolle eines *„pflanzlichen Insulins"* zu. Flüssige Hefe enthält den so genannten *„Glukose-Toleranz-Faktor"* Chrom.

Chrom ist wichtig zur Harmonisierung des Blutzuckerspiegels. Ständig werden neue gesundheitsfördernde Substanzen in Hefe und Hefegetränken entdeckt. Zum Beispiel das Beta-Glucan. Es ist auch z. B. in Hafer und Heilpilzen enthalten. Es harmonisiert die Bauchspeicheldrüse, unterstützt das Immunsystem und die Energiebilanz beim Sport und hilft dem Stoffwechsel, den Cholesterinhaushalt zu managen. Besonders der Bodensatz vergorener Hefegetränke ist reich an Vitaminen, Spurenelementen, Enzymen, natürlichen Antibiotika und Zellschutzsubstanzen, die unsere Vitalität stärken und die Abwehrkräfte unterstützen.

Flüssige Hefe ist hilfreich für Herz-Kreislauf, Magen und Darm, bei Stress, helfen den Blutzuckerspiegel zu harmonisieren und fördern gesunde Haut, Haare und Nägel.

Saccharomyces-Hefen ergänzen damit die Wirkungen von Milchsäurebakterien ideal. Sie bauen im Darm einen hochwirksamen Schutzwall gegen störende und pathogene Keime auf. Auch diese Verhaltensweise ergibt wissenschaftlich betrachtet einen Sinn. Lebende Saccharomyces-Hefen erfüllen nämlich wichtige Aufgaben im Abwehrsystem des Menschen. Sie erzeugen sogenannte Killertoxine, die gezielt Colibakterien und eine ganze Reihe anderer Krankheitserreger vernichten. Das Erstaunliche dabei ist, dass sie gleichzeitig die nützlichen Lactobacillen im Darm fördern. Hefen wie Saccharomyces cerevisiae oder Saccaromyces boulardii gelangen unbeschadet durch den Magen und werden auch im Dünndarm kaum verdaut. Sie behalten dadurch ihre Abwehrfunktion bis in die unteren Bereiche des Darmes. Erst dort stirbt ein Teil der Hefen ab und gibt dabei die in den Hefezellen enthaltenen Vitamine, Aminosäuren, Zellschutzsubstanzen wie Glutathion uvm. an den Körper ab.

Die Hefen Saccharomyces cerevisiae und Saccharomyces boulardii wirken laut Hefeforschung in lebender Form wie folgt:

- Sie durchqueren den Magen ohne Beeinträchtigung

- Hauptwirkungsort: Zwölffingerdarm und Dünndarm

- Im unteren Teil des Darmes zerfallen die Hefen (Autolyse) und geben Vitamine, essentielle Aminosäuren und Enzyme frei

- Aktivieren die Darmenzyme (Disaccharidasen),

- Anregung des Immunsystems

- Sekretion von Immunglobulin IgA – dadurch Stärkung der Schleimhautbarriere und Schutz der Schleimhaut

- Stimulierung des Immunsystems, z. B. Phagozyten, Lymphozyten und Makrophagen. Die Aktivität des körpereigenen Immunsystems wird erheblich gesteigert, insbesondere die sogenannten „Killerzellen" (T-Lymphozyten), die u. a. Krebszellen vernichten können

- Fördern eine gesunde Darmflora: Grampositive Keime, z. B. Lactobacillen, werden durch den Vitamingehalt der Hefen synergistisch in ihrem Wachstum gefördert

- Bindung von Enterotoxinen (Darmgiften) an die Hefezelle, die so mit dem Stuhl ausgeschieden werden

- Verhinderung der Anheftung pathogener (krankheitsfördernder) Keime, indem die Hefen die Darmwand auskleiden

- Nahrungsentzug von Candida albicans durch Steigerung der Aktivitäten zuckerabbauender Enzyme, z. B. Saccharase, Lactase, Maltase. Zucker (Disaccharide) werden gespalten und dann resorbiert

- Bessere Aufnahme und Verwertung von Vitaminen, Mineralien, Spurenelementen aus der Nahrung durch die Enzymproduktion der Hefen (Aufspaltung und Transport zu den Zellen)

- Positive Wirkungen auf die Haut durch den Vitamin B-Gehalt der Hefen.

- Bei Durchfall wirken Saccharomyces-Hefen lindernd

- Reduktion von Candida-Infektionen, dem Eindringen von Candida albicans durch die Darmwand ins Blut wird entgegen gewirkt

- Saccharomyces-Hefen werden im lebenden Zustand auch von Hefe-Allergikern gut vertragen, da sie keinen allergenen Charakter haben

Flüssige Hefe bindet Schwermetalle

Eine wichtige Tatsache wird von den meisten Experten völlig übersehen: Nicht nur der schädliche Hefepilz bindet Schwermetalle, auch die nützlichen Hefen in den soma-artigen Enzym-Gärgetränken!

Diese Hefen bilden schwermetallbindende Peptide (Eiweiße). Dadurch wird das toxische Schwermetall mit dem Protein fest verbunden und kann mit dem Stuhl ausgeschieden werden. Die Schwermetallentgiftung kann über Enzym-Gärgetränke mit einem großen Anteil an lebenden Hefen und kombiniert mit einer vegetarischen Kost erheblich verbessert werden. Der alltäglichen Schwermetallbelastung über Nahrung, Luft und Wasser können Sie auf einfache Weise entgegen wirken: Trinken Sie zusätzlich zu den gewohnten Getränken (Kräutertee, Grüner Tee, Apfelschorle, Rotwein sind besser als Kaffee) täglich gefiltertes und energetisiertes Wasser und 1 - 2 Gläser Trank des Lebens mit hohem Anteil an lebenden Hefen.

Lebendige Hefen gegen schädliche Keime

Neben den bereits geschilderten Vorteilen verringern Saccharomyces cerevisiae und Saccharomyces boulardii Candida-Infektionen. Auch gegen andere pathogene Keime wie Clostridien, Salmonellen und Infektionen in der Vagina unterstützen die Hefen die Abwehr wirkungsvoll. Sie stärken das Immunsystem und helfen bei leichten Fällen von Morbus Crohn Erkrankungen.

Medizinisch erforscht und eingesetzt wird Saccharomyces boulardii. Saccharomyces-Hefen müssen in lebender und unveränderter Form eingenommen werden, um aktiv schädigende Keime verdrängen zu können. Bierhefe oder flüssige Hefezubereitungen können das nicht. Frisch gebrautes Bier, Federweißer und soma-artige Enzym-Gärgetränke enthalten dagegen reichlich lebende Saccharomyces-Hefen. Da sie sich genau wie die Hefepilze im Darm von Zucker ernähren, machen sie Candida albicans und ähnlichen Hefepilzen die Nahrung streitig. Während Darmpilze den Körper mit giftigen

Stoffwechselprodukten belasten, erzeugen Saccharomyces-Hefen nützliche Vitalstoffe.

Ernährung ohne lebende Saccharomyces-Hefen bedeutet also bei einer Schwermetallbelastung und einem Darmpilzbefall: Selbstvergiftung aus dem Darm, giftige Fuselstoffe werden produziert.

Ernährung mit lebenden Saccharomyces-Hefen aus frisch gegorenen Getränken bedeutet dagegen, dass der Darmpilz verdrängt wird. Die Vitalstoffproduktion steigt, Giftstoffe werden gebunden und ausgeschieden.

Wer mit wertvollen, lebenden Saccharomyces-Hefen täglich seine Gesundheit unterstützen möchte, kann dies mit frisch vergorenen Getränken wie dem Trank des Lebens tun. Nach 2 - 3 Tagen Fermentation enthält das Getränk reichlich Sacchaomyces-Hefen, die sich auch am Flaschenboden absetzen. Vor Gebrauch also die Flasche leicht schütteln.

Enzyme – Helfer fürs Leben

Eigentlich gibt es sie schon seit 3,5 Milliarden Jahren – ihre Erforschung dagegen ist relativ jung. Enzyme werden seit über 6.000 Jahren von Menschen (ohne etwas über die Hintergründe zu wissen) gezielt eingesetzt, nämlich etwa bei der Gärung von Alkohol, dem Gerben von Leder und der Produktion von Käse.

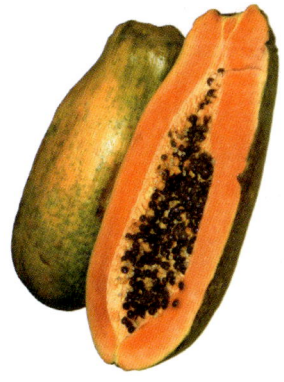

In der modernen westlichen Medizin wiederum begann man erst vor nicht einmal 200 Jahren, sich der Heilkraft der Enzyme allmählich zu bemächtigen. Naturvölker, vor allem die, die mit besonders enzymreichen Früchten wie Papaya oder Ananas gesegnet sind, verwenden Enzyme allerdings seit Urzeiten zu Heilzwecken.

Im Lexikon werden Enzyme als Eiweißmoleküle oder auch Proteine erklärt, die von lebenden Zellen produziert werden und die biochemische Reaktionen im Körper, aber auch außerhalb des Körpers steuern. Man vermutet, dass es im Organismus des Menschen etwa 75.000 bis 100.000 verschiedene Enzyme gibt, von denen aber erst knapp 3.000 näher erforscht sind. Sind sie nicht oder nicht in ausreichender Menge vorhanden, kann es zu schweren Gesundheitsstörungen kommen.

Das Wort Enzym stammt aus dem Griechischen: *en zyme* heißt übersetzt „in der Hefe". Eine veraltete Bezeichnung für Enzyme ist Ferment (vom lateinischen *fermentum* = Sauerteig).

Fakt ist: Ohne Enzyme gäbe es kein Leben. Oder umgekehrt: Wo Leben ist, gibt es Enzyme. Nicht ohne Grund werden sie auch „Bausteine des Lebens" genannt. Wir Menschen leben mit und durch Enzyme, aber auch Pflanzen und Tiere. Enzyme sind Substanzen, die sich der Körper ständig selbst herstellt, weil er sie für jeden biologischen Prozess benötigt. Bereits an den unterschiedlichsten Stoffwechselvorgängen beteiligen sich jede Sekunde Tausende dieser winzigen Helfer. Die einen knipsen z.B. einen Stoffwechselprozess an, andere halten ihn in Schwung und wieder andere setzen währenddessen schon den nächsten in Gang. Einer von ihnen kann sogar die gigantische Zahl von 36 Millionen Reaktionen in nur einer Minute „anschalten". Dabei muss jedes Enzym nur eine ganz bestimmte Aufgabe erfüllen – so kommen sich die wertvollen Helfer nicht ins Gehege!

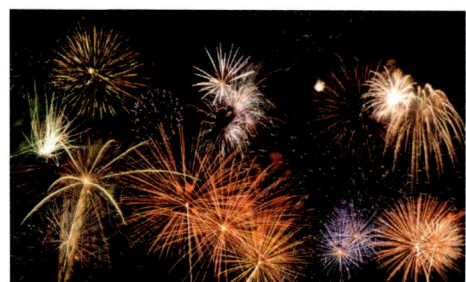

Enzyme werden auch
„Zündfunken des Lebens" genannt.

Enzyme sind Multitalente

Enzyme helfen dem Körper, Nahrung zu verdauen und Nährstoffe aus Proteinen, Kohlenhydraten, Fetten und Pflanzenfasern aufzunehmen. Weiter sind Enzyme an allen chemischen Reaktionen, die in unserem Körper stattfinden, beteiligt. Dazu zählen zum Beispiel die Regeneration von Zellen oder Geweben und die Beseitigung von Abfallstoffen und Giften, wie auch die Unterstützung des Immunsystems. Kurz gesagt bringen Enzyme den ganzen Organismus in Schwung!

Dr. Edward Howell, ein Pionier der Enzym-Therapie, beschreibt dies so:
„*Enzyme sind Substanzen, die das Leben möglich machen. Sie werden für alle chemischen Reaktionen, die im menschlichen Körper stattfinden, benötigt. Ohne Enzyme würde überhaupt nichts passieren. Weder Vitamine, Minerale noch Hormone können ohne Enzyme irgendeine Arbeit verrichten*".

Bei ihrer Arbeit als Stoffwechsel-Steuermänner stehen den Enzymen hilfreiche „Co-Faktoren" zur Seite. Diese werden vom Organismus aus Vitaminen, Mineralien und Spurenelementen zusammengebaut. Unter den Vitaminen sind dies vor allem jene der B-Gruppe sowie Vitamin C, bei den Metallen und Halbmetallen zählen beispielsweise Kupfer, Eisen, Nickel, Mangan und Selen dazu, bei den Mineralien Magnesium, Natrium und Kalium sowie das Spurenelement Zink. Zink allein ist z. B. als Bestandteil für das Funktionieren von rund 300 Enzymen verantwortlich.

Enzyme werden bei ihrer Tätigkeit teilweise verbraucht und müssen regelmäßig über die Nahrung ersetzt werden. Dies wird jedoch bei unserer normalen Ernährung immer schwieriger, da durch übersäuerte Böden, viel zu lange Lagerung und Kühlung der Speisen, sowie durch mangelhafte Zubereitung der Gehalt an Vitaminen, Spurenelementen – und damit an Co-Enzym-Bausteinen – in der Nahrung sinkt.

Nach neuen Forschungen nehmen wir heute unter anderem viel zuwenig Zink (nur 5 statt der nötigen 15 mg), Selen (13 statt 200µg), Mangan (1 statt 5 µg) und Kupfer (0,8 statt 4,5 mg) auf. Eine gezielte gesunde Kost (viel Obst und Gemüse in Bioqualität, viel Gewürze, wenig Fleisch, Milchprodukte, Alkohol und Kaffee) sowie der tägliche Verzehr von Enzym-Gärgetränken kann hier Ausgleich schaffen.

Lange Zeit wurde angenommen, dass die Enzyme unserem Körper dauerhaft zur Verfügung stünden und für ein ganzes Leben ausreichen würden.

Inzwischen ist bekannt, dass wir Enzyme auch über den Schweiß, körperliche Schlacken und durch den natürlichen Alterungsprozess unserer Enzyme produzierenden Organe verlieren. Hinzu kommt: Wenn wir älter werden, steigt die Belastung für unseren Körper durch verschiedene Arten von Umweltverschmutzung, Chemikalien, Giften, Stress und seelischen Problemen. Es gibt auch Stoffe, die die Tätigkeit der Enzyme hemmen oder sogar völlig blockieren können.

Enzymblocker und Enzymhemmer

Als Enzym-Blocker gelten: Umweltgifte wie Quecksilber, Aluminium, Blei, Cadmium sowie Medikamente (Antibiotika, Cortison, Narkosemittel, Schlafmittel) und Genussmittel (Alkohol, Kaffee, Nikotin).

Als Enzym-Hemmer gelten ungesunde Nahrungsmittel wie weißer Zucker, Weißmehl, viele Konserven und Wurstwaren und künstlich bearbeitete Milchprodukte sowie Nahrungszusätze wie Stabilisatoren, Konservierungsmittel, Emulgatoren und Farbstoffe).

All dies verringert die natürliche Fähigkeit unseres Körpers, genügend Enzyme herzustellen, um den Bedarf für das tägliche Leben zu decken.

Unsere moderne, schnelllebige Gesellschaft muss nun die Folgen der Zufuhr stark belasteter Nahrungsmittel, Fertiggerichten und dem Kochen in der Mikrowelle tragen. Diese Ernährungsweise verursacht in unserem Körper großen Schaden durch freie Radikale, was auch bekannt ist als ein Prozess der beschleunigten Alterung. Auch dieser Prozess, der durch die freien Radikale entsteht, verringert die natürliche Fähigkeit des Körpers, Enzyme zu produzieren und hat somit Auswirkungen auf sämtliche lebenswichtigen Vorgänge im Körper.

Gärgetränke – Meister der Enzymproduktion

Eine ausreichende Nachlieferung an Enzymen und Co-Enzymen ist durch die tägliche Zufuhr von frisch zubereiteten Gärgetränken garantiert. Sie sind wahre Meister in der Enzymproduktion. In einer unvorstellbaren Geschwindigkeit und Menge erzeugen sie ständig neue Enzyme zum Aufbau lebender Substanz und zum Abbau von Gift- und Abfallstoffen. Diese Enzym-Power geben sie an denjenigen weiter, der sie trinkt.

So sind zum Beispiel in dem Enzym-Gärgetränk Trank des Lebens in einem Glas mindestens zehn Mal mehr Enzyme enthalten, als in der gleichen Menge frisch gezogener Sprossen und etwa einhundert Mal mehr als in Früchten und Gemüse. Die lebenden Hefen in diesen Enzym-Gärgetränken sorgen dafür, dass die Enzyme unbeschadet durch den Magen kommen. Sie wirken wie eine Minikapsel, die sich erst im Darm abbaut und dabei die eingelagerten Vitalstoffe freigibt. Hierin liegt einer der Hauptgründe, warum Gärgetränke so gesund sind. Sie wirken im Körper ähnlich wie eine Frischzellenkur.

Es gibt drei Hauptkategorien von Enzymen:

1. Verdauungsenzyme, die von den Speicheldrüsen, dem Magen, der Bauchspeicheldrüse und dem Dünndarm abgesondert werden, helfen dabei, die Nahrung in einfache Moleküle aufzuspalten.

2. Stoffwechselenzyme werden in den Zellen produziert und kommen im ganzen Körper vor, also in den Organen, den Knochen, dem Blut und in den Zellen selbst. Stoffwechselenzyme erhalten die Organfunktion des Gehirns, des Herzens, der Lunge, der Nieren etc. und werden daher in einer großen Anzahl vom Körper benötigt.

3. Nahrungsenzyme kommen natürlicherweise in rohen Lebensmitteln und frischen Gärgetränken vor. Wenn diese jedoch über 42° Celsius erhitzt werden, zerstört die hohe Temperatur die Enzyme. Verdauungsenzyme und Nahrungsenzyme erfüllen die gleiche Funktion. Sie verdauen nämlich die Nahrung, so dass sie in den Blutkreislauf aufgenommen werden kann. Der Unterschied zwischen den beiden ist der, dass Nahrungsenzyme aus frischen, rohen, und ungekochten Lebensmitteln stammen, wie zum Beispiel Früchten, Gemüse, Salaten etc. und Verdauungsenzyme in unserem Körper selbst produziert werden.

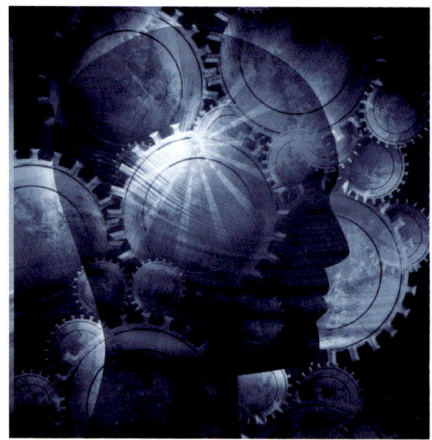

Nahrungsenzyme aus roher Nahrung und fermentierten Getränken

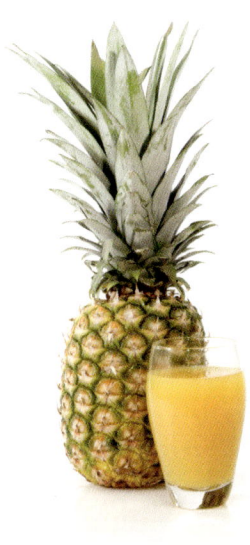

- ✓ verbessern ganz allgemein die Verdauung
- ✓ entlasten den Körper, so dass wir mehr Energie zum Leben haben
- ✓ reduzieren die Auswirkungen des Alterns
- ✓ helfen bei der Prävention von Krankheiten
- ✓ minimieren die Nebenwirkungen von Krebstherapien
- ✓ unterstützen das Immunsystem
- ✓ reduzieren Entzündungen / Schmerzen in den Muskeln und Gelenken
- ✓ beugen Herzkrankheiten vor
- ✓ können eine positive Wirkung bei allergischen Reaktionen zeigen

Einige wichtige Enzyme und ihre Wirkung

Lipase: Dies ist ein Enzym, das Fette verdaut und dabei hilft, die optimale Funktion der Gallenblase zu gewährleisten. Wenn es einer Mahlzeit zugefügt wird, verdaut es die Fette der Nahrung und entlastet so die Gallenblase, die Leber, und die Bauchspeicheldrüse, die sonst die erforderlichen Enzyme produzieren müssten.

Protease: Dieses Enzym spaltet Proteine, die in Fleisch, Geflügel, Fisch, Nüssen, Eiern und Käse vorkommen. Es kann hilfreich sein für Menschen mit Nahrungsmittelallergien oder die Probleme bei der Verdauung von Proteinen haben.

Amylase: Dies ist ein natürlicher Extrakt aus Pflanzen, der dem Körper dabei hilft, Stärke und Kohlenhydrate aufzuspalten und aufzunehmen. Es wirkt wunderbar bei der Verdauung von Stärke und Kohlenhydraten und kann nützlich sein für Menschen, die empfindlich auf Gluten reagieren.

Cellulase: Dies ist ein Enzym, das Fasern (Zellulose) in Nahrungsmitteln wie Früchten und Gemüse aufspaltet. Cellulase, die nicht im menschlichen Körper vorkommt, bricht die Verbindungen der Fasern auf und erhöht den Nährwert von Früchten und Gemüse.

Laktase: Dieses Enzym verdaut Milchzucker. Laktase-Mangel ist die verbreitetste und bekannteste Form der Kohlenhydrat-Unverträglichkeit. Schätzungen zufolge haben ungefähr 70% der Weltbevölkerung einen Mangel an Laktase.

Phytase: Dieses Enzym spaltet Phytinsäure, die in Getreide und Samen vorkommen, wie auch einfache Zucker in Fruktose und Glukose.

Maltase: Dieses Enzym verdaut komplexe und einfache Zucker. Maltase spaltet ungenutztes Glykogen in den Muskeln. Glykogen ist eine dickflüssige, klebrige Substanz, die aus Zuckern und Stärke hergestellt wird, und in den Muskeln für den späteren Gebrauch gespeichert wird. Wenn sich die Menge an gespeichertem Glykogen ständig erhöht, führt dies in zunehmendem Maß zu Muskelschwäche und der Rückbildung der Muskeln.

Papain aus der Papaya und **Bromelain** aus der Ananas helfen beide bei der Verdauung von Proteinen. Bromelain ist auch ein natürliches Mittel gegen Entzündungen.

Warum braucht die Verdauung Enzyme?

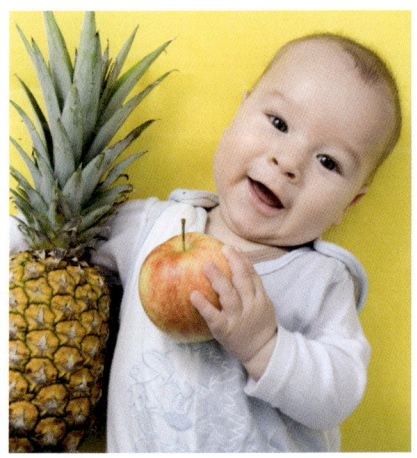

Nahrung in ihrem rohen Zustand beinhaltet genügend natürliche Enzyme, um verdaut zu werden. Wenn aber die Nahrung auf über 42° Celsius erhitzt wird, werden die vorhandenen natürlichen Enzyme denaturiert und somit inaktiv. Dies macht die Enzyme absolut nutzlos für den Prozess der Verdauung (Spaltung).

Wie kann man damit umgehen?
Soviel rohe Nahrung wie möglich zu essen ist ideal, aber nicht jeder mag das. Es ist aber hilfreich, rohes Gemüse, wie zum Beispiel Kohlrabi, grünen Salat und geriebene Möhren als Beilage zu unserem (gekochten oder gebratenen) Fleisch zu essen.

Bitte verwenden Sie hierbei hauptsächlich Bioware und waschen Sie das Gemüse möglichst kurz oder sogar gar nicht. Denn die wertvollen Verdauungsenzyme sitzen bei den Früchten der Natur meist auf der Schale. Durch langes Wässern und Abschrubben des Gemüses werden die Enzyme weggewaschen. Auch durch lange Lagerung sinkt der Enzymgehalt.

Tipp: Wenn Sie gekochte Nahrung essen, dann ist es hilfreich, zusätzlich Enzyme zu sich zu nehmen, so dass unser Verdauungssystem entlastet wird. Die pflanzlichen Verdauungsenzyme von Dr. Erasmus haben sich international seit Jahren bestens bewährt (können über das Internet in Deutschland bestellt werden). Die ganze Verdauung wird verbessert, das Völlegefühl verschwindet, insgesamt fühlt man sich wohler, wenn die Nahrung richtig verdaut werden kann.

Unser Organismus ist vollkommen abhängig von den im Körper hergestellten Verdauungsenzymen. Wenn das Verdauungssystem überfordert ist, muss der Körper sämtliche Energie darauf verwenden, vermehrt Verdauungsenzyme zu produzieren. Diese Energie fehlt ihm dann an anderer Stelle, wie beispielsweise bei der Herstellung von Enzymen, die verbrauchte Zellen abbauen, beschädigtes Gewebe reparieren etc..

Verdauung kostet den Körper Kraft.
Die höchste Priorität des Körpers hat die Sicherstellung einer ausreichenden Nährstoffzufuhr, damit sämtliche Körpersysteme aktiv sein können. Das setzt jedoch ein intaktes Verdauungssystem voraus. Da dieses System heutzutage nur noch sehr wenig Nahrungsenzyme aus der wertvollen Rohkost erhält, muss der Körper immer mehr eigene Enzyme zur Verfügung stellen. Das kostet ihn viel Energie und erklärt, warum immer mehr Menschen unter Verdauungsproblemen und dauerhafter Müdigkeit leiden.

80 Prozent Lebensenergie für Verdauung

Dr. Fuller-Looney betont in ihrem Buch ‚The Healing Power of Enzymes' (‚Die heilende Kraft von Enzymen') die Notwendigkeit von Enzymen für die Verdauung:

„Achtzig Prozent der Energie unseres Körpers wird durch den Prozess der Verdauung verbraucht. Wenn Sie erschöpft sind, unter Stress stehen, in einem sehr heißen oder sehr kalten Klima leben, oder ein regelmäßiger Flugreisender sind, benötigt Ihr Körper enorme Mengen an zusätzlichen Enzymen."

Weil unser gesamtes System durch enzymatische Aktivität funktioniert, müssen wir unsere Enzyme ergänzen. Der Alterungsprozess nimmt uns unsere Fähigkeit, die notwendigen Enzyme zu produzieren. Viele Mediziner sagen, dass alle Krankheiten auf einem Mangel oder einem Ungleichgewicht von Enzymen beruhen. Unser Leben und unsere Gesundheit sind von einer ausreichenden Enzymzufuhr abhängig!

Enzyme werden aus Proteinen aufgebaut und Proteine sind die Bausteine des Lebens. Wir benötigen diese Bausteine ständig, um Gewebe neu zu bilden und in Stand zu halten, Organe und Drüsen zu regenerieren, Hormone zu synthetisieren, die Chemie in unserem Gehirn zu regulieren und um unser Immunsystem zu unterstützen. Wenn wir unsere Proteine nicht richtig verdauen, fehlen uns die notwendigen Bausteine für das Leben und das würde natürlich unsere Gesundheit beeinträchtigen.

Der Schlüssel für eine gute Verdauung sind Enzyme und wir müssen sicher stellen, dass genügend Enzyme in unserem Körper vorhanden sind, um eine optimale Verdauung, ausreichend Energie und eine gute Gesundheit zu gewährleisten. Die optimale Versorgung mit natürlichen Enzymen garantiert ein hoher Rohkostanteil in der Ernährung und frisch hergestellte Enzym-Gärgetränke wie der Trank des Lebens.

Enzyme schützen vor Krebs

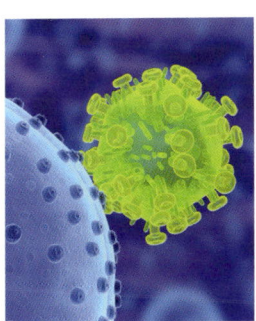

Unser Immunsystem hat die Aufgabe, alle „Feinde" abzuwehren, ob es sich um Viren, Fremdstoffe oder Karzinogene (= krebsauslösende Stoffe) handelt, die in den Körper eingedrungen sind. Um diese anspruchsvolle Aufgabe zu meistern, braucht das Immunsystem Enzyme. Deren Wirkdauer im Körper ist allerdings begrenzt, daher müssen sie regelmäßig ergänzt werden.

Ist unser Immunsystem geschwächt, ist auch die Enzymaktivität reduziert oder sogar defekt.

In der Therapie von Tumoren werden Enzyme seit einiger Zeit mit guten Erfolgen eingesetzt. Das Interesse an Enzymen für die Krebstherapie begann mit der Entdeckung, dass viele Tumorpatienten zu Thrombosen neigen. Zwischenzeitlich ist bekannt, dass diesen Patienten drei wichtige Enzyme fehlen, bzw. dass diese nicht aktiv sind. Zwei dieser Enzyme lösen Gerinnsel auf, das dritte Enzym stimuliert die Makrophagen, deren Funktion es ist, Blutfaserstoffe aufzuspalten. Tatsache ist, dass Zellen bei Krebserkrankungen besonders unkontrolliert unter einer Fibrinschicht wachsen. Wird diese Fibrinschicht aber durch Enzyme aufgelöst und entfernt, können die Killerzellen des Immunsystems das Krebsgewebe zerstören.

Entartete Zellen sind bösartige Zellen, aus denen sich eine Krebsgeschwulst entwickeln kann. Das muss aber nicht sein. Es ist durchaus normal, dass unser Körper täglich bis zu 10.000 entartete Zellen bildet. Doch die werden in der Regel von enzymgesteuerten Antikörpern und aktiven Immunzellen rasch vernichtet. Ist unser Immunsystem aber geschwächt, können entartete Zellen an einem Organ andocken und festkleben. Dabei bilden sie dann die Fibrinschicht und können vom Immunsystem nicht mehr angegriffen werden. So können sie unkontrolliert wachsen – was ernste Probleme verursachen kann. Wer ein starkes, gut reguliertes Immunsystem hat, bekommt normalerweise keinen Krebs.

Enzyme behindern Tumorwachstum

Die regelmäßige Einname von Enzymen steigert in kürzester Zeit die Anzahl der Makrophagen um 700 Prozent. Das bewies Privatdozent Dr. Leskovar in München.

Die Anzahl der Killerzellen stieg sogar um 1300 Prozent! Da sowohl die Makrophagen als auch die Killerzellen bei der Krebsbekämpfung extrem wichtig sind, lassen sich mit Enzymen bei Krebs in allen Stadien beachtliche Erfolge erzielen.

Enzyme können zum Teil mitverhindern, dass ein Tumor weiter wächst.

In verschiedenen Studien wurden Tumorpatienten untersucht, die unterschiedlich behandelt wurden. Bei den Patienten, die Enzyme einnahmen, wurde eine Sterblichkeit von 23 Prozent ermittelt. Die gleiche Rate wurde auch bei Patienten ermittelt, die herkömmliche

Bestrahlungs- und Chemotherapien erhalten hatten. Allerdings hatten diese Patienten mit massiven Nebenwirkungen zu kämpfen, die ihre Lebensqualität minderte. Werden Enzyme ergänzend zur Chemo und zu Bestrahlungen gegeben, sprechen die Patienten eher auf die Therapie an und hatten weniger Nebenwirkungen. So hat die Enzymtherapie heute eine große Bedeutung in der Behandlung von Krebs.

Die Wiederentdeckung der Alchemie

Wie der Enzymgehalt in den Gärgetränken beschaffen ist, hängt zunächst vom gewählten Ansatz ab. Je nach Getränk und Tradition sind das Früchte, Gemüse, Getreide, Kräuter oder Milch bzw. Molke. Besonders wichtig ist aber die richtige Gärung. Im Laufe dieses Prozesses vermehren sich ja die gesundheitsfördernden Bakterien und Hefen - und mit ihnen auch die Enzyme.

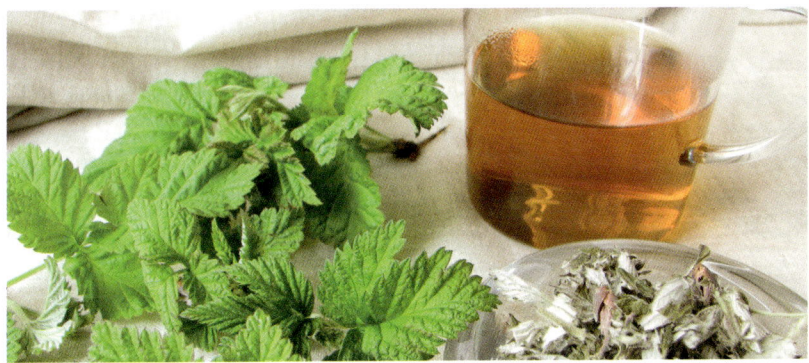

Mit der derzeitigen Wiederentdeckung der bewährten Enzym-Gärgetränke wird auch das uralte Heilgeheimnis zur Herstellung besonderer Heilmittel wiederbelebt: das jahrtausendealte Wissen der Alchemie bzw. der Spagyrik.

In keinem der heute gängigen Herstellungsverfahren von Heilmitteln, weder in der Schulmedizin noch in der Phytotherapie und Homöopathie wird heute noch die Gärung verwendet. Dabei hatte Paracelsus (1493 - 1541), der berühmte Arzt und Naturforscher, in seinen Büchern eindrücklich darauf hingewiesen, wie wichtig die Vergärung für die Heilwirkung eines Mittels ist.

Nur durch Vergärung können Wirkstoffe von Heilpflanzen und anderen Stoffen vollständig gelöst, ausgeschlossen und in ihrer Heilkraft verstärkt werden. Heute übliche Herstellungsmethoden wie z.B. Pflanzenauszüge gab es damals auch schon. Doch der weitaus komplexere Herstellungsweg über die Gärung wurde schon damals als der erfolgreichere eingeschätzt.

Auch der Begründer der modernen Physik, Isaac Newton (1643 -1727) hat die alchemistischen Prozesse (hierzu gehören neben der Gärung als erstem Schritt noch Destillation, Veraschung und Zirkulation) erforscht und das damit verbundene überlieferte Wissen hoch geschätzt.

Bei der Alchemie (oder Spagyrik) werden der Körper (die Asche der Pflanze), der Geist (alkoholischer Auszug der Pflanze) und die Seele (ätherisches Öl) einer Pflanze oder eines Wirkstoffes in drei Stufen voneinander gelöst und durch alchemistische Prozeduren separat stofflich und energetisch gereinigt. Während der darauffolgenden „chymischen Hochzeit" werden die nun veredelten Anteile wieder zusammengefügt, was eine immense Verstärkung der Heilmittel des Wirkstoffes zur Folge hat. Heilmittel, die nach solchem Prinzip hergestellt werden, wirken gleichzeitig heilend auf alle drei Ebenen: Körper, Geist, Seele – wahrlich ganzheitlich!

In der Alchemie glaubt man, dass der Gärungsprozess sowie der Energiegehalt der Gärflüssigkeit stark von natürlichen Rhythmen (Tageszeit, Mondstand, Planetenkonstellationen etc.) abhängig sind. Kosmische und atmosphärische Einflüsse für die eigene Herstellung eines frischen Enzym-Gärgetränks mit einzubeziehen, ist für die Heilwirkung des Getränks nicht unbedingt erforderlich, ist aber „nebenbei" wohltuend und heilend, weil man sich wieder auf die natürlichen Rhythmen des Lebens besinnt und sich intensiv mit der Natur und den anderen verbunden fühlt. Auch solche inneren Bewusstseinsprozesse sind Bestandteil einer alchemistischen Heilung – und die neuen, alten Enzym-Gärgetränke weisen uns wieder einen Weg dahin.

Biophotonen, lebende Makromoleküle
Gesundheit ist Ordnung

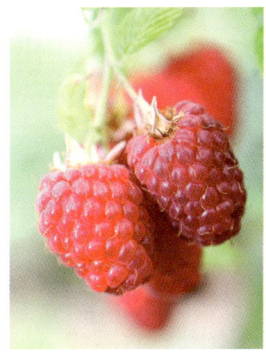 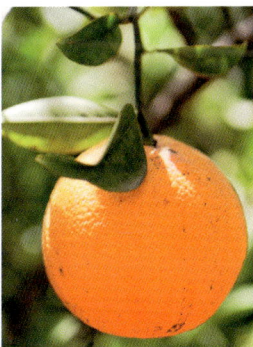 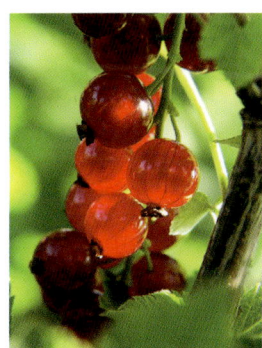

Bedeutende Forscher und Naturärzte wie Professor Kollath, Dr. Bircher-Benner und andere haben stets darauf hingewiesen, dass lebendige Nahrung mehr enthält, als das, was wir im Chemielabor messen können. Bircher-Benner war davon überzeugt, das das gespeicherte Sonnenlicht das eigentlich Heilsame in der lebendigen Nahrung ist. Bereits 1936 schrieb er in seinem Buch ‚Vom Werden des neuen Arztes':

„Lebewesen sind Lichtgebilde, ebenso unsere Nahrung. Die nährende Energie besteht nicht aus Wärmeeinheiten, aus Kalorien, sondern aus Kompositionen von Lichtquanten. Licht ist der Treibstoff des Lebens, selbst für die Tierwelt und den Menschen, die ihn indirekt von der Pflanzenwelt beziehen."

Die Natur ist mehr als die Summe aller einzelnen Bausteine. Alles ist auf vielfältige Art und Weise miteinander verbunden und geordnet. Leben ist nur durch Ordnung möglich. Diese Erkenntnis aller großen Naturphilosophen konnten auch Biophysiker in vielen wissenschaftlichen Experimenten bestätigen. Der Nobelpreisträger Prof. E. Schrödinger schrieb in seinem Buch ‚Was ist Leben?' (1945):

„Der Kunstgriff, mittels dessen ein Organismus sich stationär auf einer ziemlich hohen Ordnungsstufe hält, besteht in Wirklichkeit aus einem fortwährenden Aufsaugen von Ordnung aus seiner Umwelt."

Mit anderen Worten bedeutet dies: Wir erhalten unser Leben und unsere Gesundheit nicht allein durch Aufnahme von Bausteinen wie Vitamine, Mineralien, Fett- und Aminosäuren, sondern in erster Linie durch die Aufnahme von Ordnung. Die höchste Form der Ordnung besitzt das Lebensmolekül DNS (Desoxyribonukleinsäure). Es sitzt im Kern jeder Zelle und besteht aus etwa 10 Milliarden Molekülen. Als Träger der Erbinformation steuert es den Aufbau der Zellen und damit der gesamten Organe. Eine gewaltige Aufgabe, denn immerhin sind im menschlichen Körper in jeder Sekunde mehr als 10 Millionen abgestorbener Zellen zu ersetzen. Die zig Milliarden Stoffwechselvorgänge, die in unseren Zellen zu jeder Sekunde ablaufen, müssen doch irgendwie gesteuert werden. Da darf nichts dem Zufall überlassen werden.

Der deutsche Physikprofessor und Biophotonenforscher F. A. Popp entdeckte, dass schwache Lichtteilchen, sogenannte Biophotonen unseren Stoffwechsel steuern und regulieren. Zwar spielen dabei auch Hormone und Enzyme eine Rolle, doch die sind im Vergleich zu den Biophotonen viel zu langsam. Er schreibt dazu: *„In den Zellen sitzt das Licht des Lebens und steuert alle wichtigen Abläufe … Eines der größten Wunder der Natur, das oft unterschätzt oder verkannt wird, ist wohl die Tatsache, dass die hohen Zellverluste von Lebewesen stets sowohl im korrekten ‚timing' als auch mit submolekularer Präzision genau ausgeglichen werden."*

Das Licht wird in unserem Körper in Eiweißverbindungen wie der DNS, RNS, in Enzymen, dem Hämoglobin und in Hormonen gespeichert. Die DNS ist praktisch die Bauanleitung für das Gebäude Mensch. Die Enzyme sind die Bauarbeiter und Maschinen. Bisher wurden etwa dreitausend verschiedene Enzyme entdeckt. Ihre tatsächliche Zahl ist vermutlich wesentlich höher. In einem unermüdlichen Schaffensdrang sorgen sie für den reibungslosen Ablauf unseres Stoffwechsels. Als Architekten und Bauleiter könnte man die RNS (Ribonukleinsäure) und unzählige Arten von Proteinen (Eiweißbausteine) ansehen.

Steuerelemente des Lebens: Lebende Makromoleküle (LM)

Die genannten Stoffe wie DNS, RNS und Enzyme gehören zu jener Gruppe von Riesenmolekülen, die der Biologe W. Ostertag als „lebende Makromoleküle" (LM) bezeichnet, bei denen sich jeweils tausend bis mehrere Millionen Atome in hoher Ordnung zusammengefunden haben. Er schlägt vor, lebende Makromoleküle als Lebenselixier zu betrachten.

LM bauen nicht nur biochemisch neue Zellen auf, sie sind auch auf physikalischem Wege am fehlerlosen Aufbau und an der Erhaltung biologischer Strukturen beteiligt. Prof. Popp hat den Beweis erbracht, dass durch die schwachen Lichtsignale der Biophotonen der Informationsaustausch zwischen den Zellen erfolgt. LM sind dabei gewissermaßen die Lichtspeicher und Nachrichtenübermittler. Verständlicher werden die Zusammenhänge im Vergleich mit unserer modernen Informationsgesellschaft: Die gesamte Ordnung unserer Gesellschaft, die reibungslose Versorgung mit Energie und Nahrungsmitteln funktioniert nicht allein durch Waren, Gebäude oder andere Gegenstände, sondern wesentlich durch den Informationsaustausch.

Um immer mehr Informationen übertragen zu können, setzt die Technik in Zukunft auf Licht. Durch Laserlicht können die Informationen über Lichtleiterkabel und Satelliten von einem Ort auf der Erde mit Lichtgeschwindigkeit an alle Menschen weitergeleitet werden. Die Zellen aller Lebewesen nutzen das gleiche Prinzip, um Ordnung und damit Leben und Gesundheit zu gewährleisten - das ist die großartige Entdeckung der Biophotonenforscher.

Gesundheit braucht Information

Prof. F. A. Popp hat errechnet, dass ein einziges lebendes Pflanzenblatt durch Biophotonen (Lichtsignale) pro Sekunde mehr Informationen vermitteln könnte, als die gesamte Menschheit seit ihrem Bestehen durch Sprache, Schrift und Nachrichtensendungen! Gesundheit beruht nicht nur auf Stoffen, sondern auch auf Informationen. Die lebenden Makromoleküle erfüllen dabei die wichtigste Aufgabe.

Prof. F. A. Popp drückt es so aus:

„Wir sind primär nicht Kalorienfresser, auch nicht Fleischfresser, Vegetarier oder Allesfresser, sondern Ordnungsräuber und Lichtsäuger. Durch das Essen kommt es zum Informationsaustausch, zu einer Botschaft der Nahrung."

Die Schwingung der Lebensmittel übermittelt verborgene Botschaften, die den Menschen in seiner Gesundheit und in seinem Bewusstseinswachstum hemmen oder fördern können. Welche Botschaft gibt uns das Fleisch der Tiere aus der Massentierhaltung, die elendig dahin vegetieren müssen und bevor sie endlich durch einen frühen Tod im Schlachthof erlöst werden? Welche Botschaft geben uns mit viel Liebe im eigenen Garten bis zur Reife gepflegte Gemüse und Früchte?

Und was ist die Botschaft der fermentierten Lebensmittel?
Voll entfaltete Lebenskraft!

Eine besonders hohe LM-Anzahl ist überall dort erforderlich, wo sich neue Zellen bilden, z. B. auch in Sprossen und in jungen Blättern. Die wunderbaren Heilwirkungen vieler Naturprodukte führt W. Ostertag maßgeblich auf deren Gehalt lebender Makromoleküle zurück. So wie Samen und Früchte gespeicherte Sonnenenergie spenden, liefern LM gespeicherte universelle Ordnungs- und damit Lebensenergie.

Nichts auf der Welt erzeugt so viele LM wie die Mikroorganismen der Gärprodukte. Sie sind also auch physikalisch gesehen wahre Lebensenergiespender. In einem Glas eines Enzym-Gärgetränkes können sich leicht in wenigen Minuten 10 Millionen neue, aufbauende Mikroorganismen bilden. Unzählige Enzym-Moleküle müssen dabei eine astronomisch hohe Anzahl organischer Bausteine neu anordnen. Frische Gärgetränke sind deshalb ideale Enzymquellen. Sie können den zehnfachen Gehalt an lebenden Makromolekülen aufweisen von beispielsweise Obst oder Gemüse. In ihnen wirkt eine gewaltige Ordnungskraft - jedoch nur, solange die Enzyme und die LM aktiv bleiben. Lange Lagerzeiten, Erhitzung, Konservierung oder andere Bearbeitungsmethoden können die Enzymaktivität in Gärgetränken erheblich senken.

Joghurt – früher und heute

Auf den Spuren der Ältesten der Welt

Das Wort Joghurt ist dem türkischen Wort *yoğurt* entlehnt, was gegorene Milch bedeutet.

Über die Verbreitung des Joghurts gibt es seit dem 16. Jahrhundert zahlreiche Legenden. So liest man etwa, dass ein türkischer Arzt die quälenden Magenprobleme des französischen Königs Franz mit Hilfe des mitgebrachten bulgarischen Joghurts heilen konnte.

Der russische Bakteriologe Prof. Ilja Metschnikoff brachte die hohe Lebenserwartung bulgarischer Bauern mit deren Alltagskost in Verbindung. Er vermutete, dass Joghurt für das lange Leben verantwortlich war.

Metschnikoff, Nobelpreisträger und 2. Direktor des berühmten Pariser Instituts Pasteur war der erste Wissenschaftler des letzten Jahrhunderts, der die Ursachen der Langlebigkeit systematisch erforschte. Er war sozusagen der erste Anti-Aging-Experte, lange bevor es diesen Begriff gab.

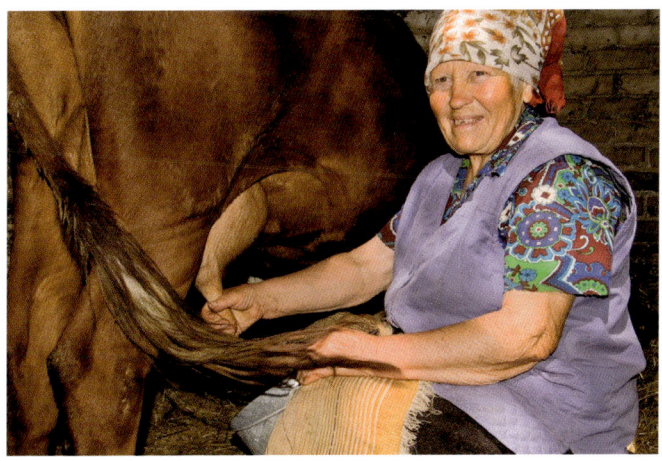

Metschnikoff suchte Völkergruppen, die ein hohes durchschnittliches Lebensalter erreichten und studierte ihre Lebensgewohnheiten. Er fand sie u. a. in Bulgarien. In den dortigen Bergdörfern gab es eine erstaunlich hohe Anzahl rüstiger 100jähriger. Einige hatten sogar ein wesentlich höheres Alter. Zwar konnte man damals nur schwer einen amtlichen Beweis für das tatsächliche Lebensalter finden, denn die Aufzeichnungen waren lückenhaft. In wenigen Fällen gelang aber der gesicherte Altersnachweis. Darunter war eine Frau, die laut Prof. Metschnikoff, das stolze Alter von 143 Jahren erreichte! Die letzten Jahre ihres Lebens aß sie hauptsächlich nur Brot, Beeren und gelegentlich Kräuter und trank reichlich gegorene Getränke. Metschnikoff sah die Ursache dieser Langlebigkeit im dort reichlich verzehrten Joghurt. Später fanden er und seine Mitarbeiter im Kaukasus ein weiteres Gärgetränk mit interessanten Eigenschaften - den Kefir.

Durch die Forschungen Metschnikoffs wurden Jahrzehnte später überall in Europa industriell hergestellte Joghurt- und Kefirprodukte angeboten.

Prof. Metschnikoff war davon überzeugt, dass ein hoher Anteil von über die Nahrung zugeführten Milchsäurebakterien in der Darmflora eine der Voraussetzungen für ein gesundes und langes Leben sei. 1908 schrieb er das Buch ‚Prolongation of life', zu deutsch: ‚Die Verlängerung des Lebens'. Er war davon überzeugt, dass die Ursachen vieler Krankheiten und ein vorzeitiger Tod Fäulnisprozesse im Dickdarm sind. Hier ein Originalzitat des Professors:

„Mit den verschiedenen Nahrungsmitteln, die der Milchsäuregärung unterworfen und im rohen Zustand verzehrt werden, haben die Menschen seit undenklichen Zeiten ungeheure Mengen von Milchsäuremikroben in ihren Verdauungskanal eingeführt.
Auf diese Weise arbeiteten sie ganz unbewusst der schädlichen Wirkung der intestinalen Verwesungsvorgänge entgegen."

Prof. Metschnikoff war davon überzeugt, dass der Mensch bei bester Gesundheit weit über einhundert Jahre alt werden könnte, wenn es gelänge, die Fäulnisprozesse im Dickdarm zu unterbinden. Nach dem ersten Weltkrieg wurden von einigen Medizinern drastische

Maßnahmen ergriffen, um bei Patienten diese innere Selbstvergiftung zu beseitigen. Zuerst versuchten sie, durch Einläufe den Dickdarm komplett zu desinfizieren. Das gelang selbst mit den aggressivsten Mitteln nicht vollständig. Der Gesundheitszustand der Patienten verbesserte sich kurzfristig, verschlechterte sich aber anschließend erheblich.

Das Einzige, was dauerhaft hilft, ist die Ursachen der Fäulnis zu beseitigen. Nach offizieller Schätzung leiden ein Viertel aller Menschen in den westlichen Industrieländern unter Verdauungsproblemen. Den Zustand der eigenen Verdauung kann jeder leicht selbst feststellen: Er ist umso schlechter, je mehr Toilettenpapier und Raumspray benötigt werden. Besonders die übelriechenden Blähungen sind mehr als unangenehm. Sie werden durch Fäulnisbakterien im Dickdarm verursacht. Diese vergären unverdaute Eiweiße und Kohlenhydrate. Dabei entstehen toxische Gärungsalkohole, die sogenannten Fuselalkohole, wie Methanol, Butanol und Propanol. Außerdem stinkende Verbindungen wie Ammoniak, Indol, Kresol, Phenol und Skatol.

Wie gesund ist Joghurt heute?

Die industriell hergestellten Joghurt- und Kefirprodukte konnten den allgemeinen Gesundheitszustand der Konsumenten nicht nachweisbar verbessern. Überall auf der Welt, wo die Zivilisation und die industrielle Produktion Einzug hielt, wo vermehrt Fertigprodukte verzehrt werden, wo statt Verbundenheit mit der Natur der Stress der oft naturfremden Arbeit vorherrscht, bezahlen die Menschen eine gesteigerte Lebenserwartung mit einem extrem gesteigerten längeren Siechtum. Denn länger zu leben bedeutet leider selten länger gesund zu bleiben. Der Wirtschaftsstatistiker Prof. Krämer sagte dazu in einem Spiegel-Gespräch:

„Der Abstand zwischen dem, was machbar ist, und dem, was finanzierbar ist, wird dramatisch zunehmen, genau wie die Zahl der Kranken: Sie wird ungeheuerlich wachsen ... Noch nie gab es so viele

Halb-Kranke in Deutschland. 3 Millionen Menschen haben Gallensteine, 4 Millionen Leberschäden, 15 Millionen Bluthochdruck. Jeder dritte ist Allergiker und jeder fünfte psychisch krank. (...) Heute haben wir Millionen Menschen, die gerade wegen der guten Medizin nicht sterben, aber auch nicht gesund sind."

Das bedeutet im Klartext: Das öffentliche Gesundheitswesen wird bald kaum noch etwas dazu beitragen können, dass wir länger leben und länger gesund bleiben – das wird einfach zu teuer. Die Leistungen werden sich darauf beschränken, die Arbeitsfähigkeit sicher zu stellen. Die Zahl der Alten und Gebrechlichen wird dramatisch zunehmen.

Aber wer will schon alt und gebrechlich sein? Lieber uralt werden und dabei fit und vital bleiben! Das Einzige, was verlässlich helfen wird, ist rechtzeitig Eigeninitiative zu ergreifen und vorzubeugen. Die Stärkung der Selbstheilungskräfte, die Entgiftung des Körpers und die Verbesserung der Verdauung sind wirksame Mittel, um dieses Ziel zu erreichen. Bifidus, Lactobacillus, Saccharomyces und Co. können uns dabei ideal unterstützen. Wir müssen ihnen nur wieder einen Platz in unserer Ernährung einräumen.

Die ursprünglichen Gärprodukte wurden den Bedürfnissen der Industrie angepasst. Sie sollen lange im Kühlregal haltbar bleiben und auch noch nach Wochen wie am ersten Tag schmecken. Das geht nur zu Lasten der biologischen Aktivität derartiger Produkte.

Lange haltbar – kaum gesund

Die bulgarische Wissenschaftlerin, Frau M. Marinova, brachte es auf den Punkt:

„Alle Joghurts, die länger als 14 Tage haltbar sind, haben nicht die Kraft, lebensverlängernd zu wirken. Wenn wir in Bulgarien einen Kuchen zubereiten, nehmen wir Natron und unseren selbstgemachten Joghurt. Damit geht der Kuchen auch ohne Backpulver auf. In Europa habe ich noch keinen Joghurt gefunden, mit dem dies so gut funktioniert, sie haben zu wenig Milchsäure."

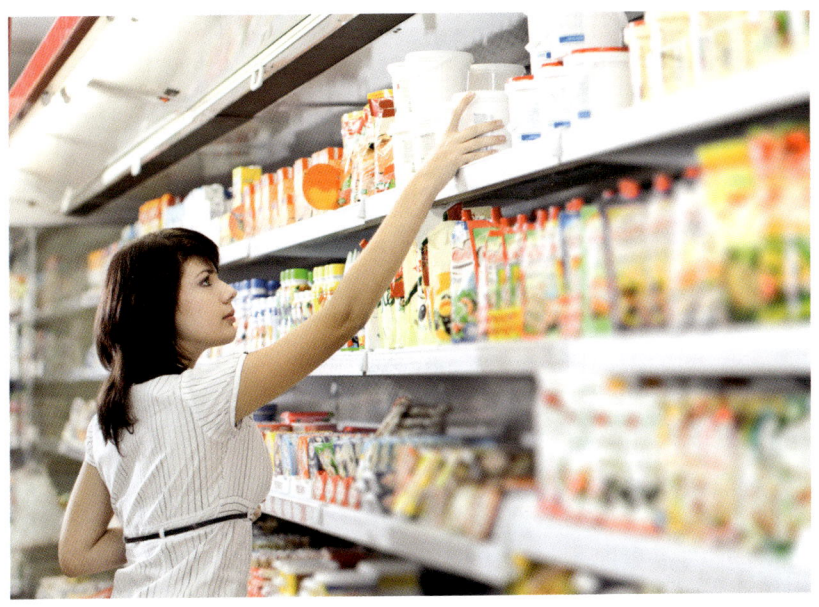

Herkömmliche Molkereiprodukte bekommen gar nicht mehr die Zeit, um von Natur aus zu reifen und viel Milchsäure zu bilden. Stattdessen werden extern auf speziellen Nährlösungen vermehrte Milchsäurekulturen dazugegeben um die Reifezeit abzukürzen. Damit entstehen natürlich auch weniger Vitalstoffe und gesunde organische Säuren. Welch ein Unterschied zum original bulgarischen Joghurt!

Frau Marinova schildert die Zubereitung und die vielen Vorzüge derartiger hausgemachter Gärprodukte:

„Erst einmal wird die Milch von Schafen, Kühen oder Ziegen verwendet, die noch draußen weiden dürfen. Dann wird die Milch kurz erhitzt und in Tonkrüge gegeben. Es kommt etwas frischer Joghurt dazu. Diese Tonkrüge werden liebevoll mit Schafsfell umhüllt und die Mikroorganismen können so wohlbehütet ihre Arbeit verrichten. Dieser Joghurt ist wirklich gesund. Mit Honig vermischt ergibt sich ein hervorragendes Stärkungsmittel."

Was Sie schon immer über Ernährung wissen wollten...

Innerhalb weniger Jahrzehnte hat der zivilisierte Mensch seine Lebensmittel total verändert. Er mutet seinem Körper Ernährungsbedingungen zu, die so niemals vorher existierten: chemische Aromen und Farbstoffe, konservierte Fertignahrung, pestizidbelastetes Obst, chemisch gehärtete Fette, ultrahocherhitzte Milch und gechlortes Trinkwasser um nur einige Beispiele zu nennen. Diese Ernährung belastet das Immunsystem.

Gärprodukte mit lebenden Mikroorganismen und andere vitamin- und enzymreiche Lebensmittel wurden fast vollständig aus dem Speiseplan gestrichen. Lebende Milchsäurebakterien und Hefen sind häufig selbst in den klassischen Gärprodukten nicht mehr enthalten: Backpulver statt Hefe im Gebäck, Kunstsauer im ‚Sauerteigbrot', pasteurisierte Milchsäuregärgetränke und Hefegetränke ohne den wertvollen Bodensatz. Selbst Bier wird von immer mehr Brauereien sterilfiltriert. Dabei werden die Saccharomyces-Hefen entfernt. So entfernt sich der Mensch immer mehr von einer natürlichen Ernährung.

Schädliche Keime finden Zugang

Durch einen erhöhten Eiweiß-, Fett- und Zuckerkonsum finden die Fäulniserreger und schädlichen Hefepilze im Darm eine bessere Nahrungsgrundlage. Gleichzeitig fehlen die früher über die Nahrung zugeführten lebenden Milchsäurebakterien, die durch natürliche Probiotika und organische Säuren ungünstige Wachstumsbedingungen für Fremdkeime schaffen. Es fehlen auch die lebenden Saccharomyces-Hefen zur Unterstützung der Darmflora bei der Verdrängung von Darmpilzen. Alle genannten Eingriffe in die natürlichen Ernährungsbedingungen verschieben das Kräfteverhältnis in der Darmflora zugunsten der abbauenden, schädlichen Keime. Wir sind also nicht die wehrlosen Opfer immer gefährlicher werdender Bakterien und Viren, sondern deren Wegbereiter, indem wir den Nährboden für Krankheitserreger selber vorbereiten und die Abwehr schwächen.

Können wir nun alleine über eine abwechslungsreiche Vollwerternährung das Gleichgewicht wieder stabilisieren? Nein, auch die heutige Vollwertkost ist an Lactobacillen und Saccharomyces-Hefen verarmt. Schlimmer noch: das Verhältnis von aufbauenden zu abbauenden Mikroorganismen ist selbst bei den gesunden Früchten und Salaten bedenklich in den negativen Bereich verschoben.

Vitalstoffarme Salatbars

Die Fachzeitschrift Fit for Fun untersuchte im Januar 2000 die Salattheken der Supermärkte. Diese Untersuchung ergab, dass der Anteil der abbauenden Mikroorganismen gegenüber den natürlichen Verhältnissen auf einem frischen Salatblatt auf dem Felde erheblich gestiegen war. In einer von fünf Proben fanden die Prüfer derartig viele Enterobakterien, dass die Richtwerte überschritten wurden. Fazit der Tester: *„Der hohe Gehalt ist Hinweis auf Verderb oder Hygienemängel."* Übrigens waren auch die Vitamin-Gehalte der Salate, der Karotten und des Weißkohls 50 bis 70 Prozent niedriger als bei frischer Ware direkt vom Feld.

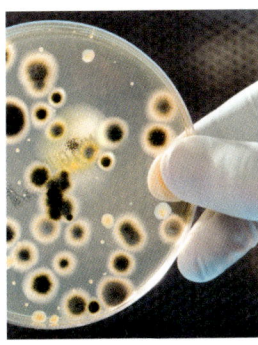

Selbst Kühlschranklagerung verschiebt das Verhältnis weiter zu gunsten der abbauenden Mikoorganismen. Bei sechs Grad Kühlschranktemperatur wächst das Bakterium Micrococcus so richtig gut, während die wertvollen Milchsäurekulturen bei dieser Kälte Winterschlaf halten. Micrococcus verursacht den Käse- und Wurstschleim auf der Oberfläche dieser Produkte.

All das zeigt: Bioaktive Mikroorganismen und gegorene Lebensmitteln sind heute wichtiger denn je!

Ausgleich des Säure-Basen-Haushalts

Damit der Nahrungsbrei im Darm in der richtigen Geschwindigkeit weiterbewegt wird, führt der Darm Knet- und Transportbewegungen durch - Darmperistaltik genannt. Milchsäurebakterien bilden während der Gärung Acetylcholin. Diese Substanz regt die Darmperistaltik an und wirkt auf diese Weise der Verstopfung entgegen. Auch Saccharomyces-Hefen regen den Darm zur Arbeit an. Der ganze Mechanismus funktioniert bestens, solange wir uns genügend bewegen, reichlich lebende Mikroorganismen essen oder trinken und uns überwiegend vegetarisch ernähren. Nur so kommt genügend Masse in Form von Ballaststoffen in den Darm.

Darüber hinaus harmonisieren milchsaure Gärprodukte den Magen. Sie regen bei wenig Magensäure die Produktion an und dämpfen zu hohe Magensaftproduktion. Die Autorin Annelies Schöneck schreibt in ihrem empfehlenswerten Buch ‚Milchsäuregärung zuhause': *„Man kann die Milchsäure in diesem Zusammenhang mit einem Schlüssel vergleichen. Der Schlüssel passt zu den Sekretdrüsen des Magens, er schließt oder öffnet sie nach Bedarf – und wunderbarerweise nach dem Bedarf des Organismus, dessen eigene Steuerung aus dem Takt geraten ist."*

Stark alkalische Basensalze können dagegen die Magensäureproduktion aus dem Gleichgewicht bringen. Bei schweren Erkrankungen, nach einer Chemotherapie oder übertriebenem Sport bekommen die Körperzellen zu wenig Sauerstoff und zu wenig Antioxidantien. Sie schalten dann, wie bereits beschrieben auf ‚Notprogramm' um. Der Zellenstoffwechsel schaltet vom Atmungstyp auf Gärungstyp um. Dabei entsteht in den Zellen zu viel linksdrehende Milchsäure, die schädigend wirkt. Zu spüren ist das nach dem Sport am Muskelkater.

Die Milchsäure und die Enzyme in milchsauer vergorenen Lebensmittel helfen, die Zellen wieder zum Atmungstyp zurück zu führen. Das soma-artige Enzym-Gärgetränke kann, da es zusätzlich Bifido- und Lactibacillus acidophilus enthält, das Immunsystem und den Stoffwechsel so gut unterstützen, dass nach einer Chemotherapie noch nicht einmal die Haare ausfallen. Auf das Säure-Basen-Gleichgewicht wird in der Naturheilkunde großen Wert gelegt, weil bei vielen Erkrankungen dieses Gleichgewicht erheblich gestört ist, der Körper ist dann „übersäuert". Basentrunk und Basenbäder helfen in der Not. Sie sind aber reine Symptombekämpfung und schaden bei Dauergebrauch, wenn die Ursache nicht abgestellt wird. Eine wirkliche Gesundung ist nur durch eine veränderte Lebensführung zu erreichen.

Hier die wichtigsten Punkte:

1. Bewegung an der frischen Luft – das entsäuert über den Atem.

2. Mineralien und Spurenelemente – der Mangel an diesen Stoffen ist die wesentlichste Ursache der Übersäuerung und vieler Zivilisationserkrankungen. Mineralien und Spurenelemente aus pflanzlichen Quellen verschieben den Stoffwechsel in den basischen Bereich. Besonders reich an Spurenelementen sind Obst, Beeren, Wurzelgemüse, Wildkräuter und Gewürze. Soma-artige Enzym-Gärgetränke helfen bei der Entgiftung über die Nieren. Überflüssige Säuren werden so ausgeleitet.

3. Mehr Kontakt mit Wasser und Erde, z. B. Baden in Naturgewässern, Saunagänge, Barfußwandern, innerlich und äußerlich Heilerde, gefiltertes energetisiertes Wasser.

4. Weniger Fleisch, Zucker, Süßwaren, süße Getränke, Weißmehlprodukte, keine Öle, die hoch erhitzt wurden.

5. Mehr Gemüse, Obst, Beeren und Früchte aus biologischem Anbau, Bio-Butter statt Margarine, Olivenöl, Leinöl, Kürbiskernöl, Traubenkernöl, Walnussöl, Sonnenblumenöl u.a. pflanzliche Öle aus erster Pressung.

6. Weniger Stress, Angst, Sorgen, Neid, Hass, Streit, Missgunst, Gier – das sind die stärksten Gifte für Körper, Seele und Geist; statt dessen Liebe, Freude und Mitfreude, Barmherzigkeit, Gönnen, Zufriedenheit, Dankbarkeit, Mut, Harmonie, Lebenslust, Vertrauen in die göttliche Führung – das stärkt die Selbstheilungskraft des Körpers und garantiert ein glücklicheres Leben!

Vergangenheit, Gegenwart und Zukunft, alles schon mal da gewesen?

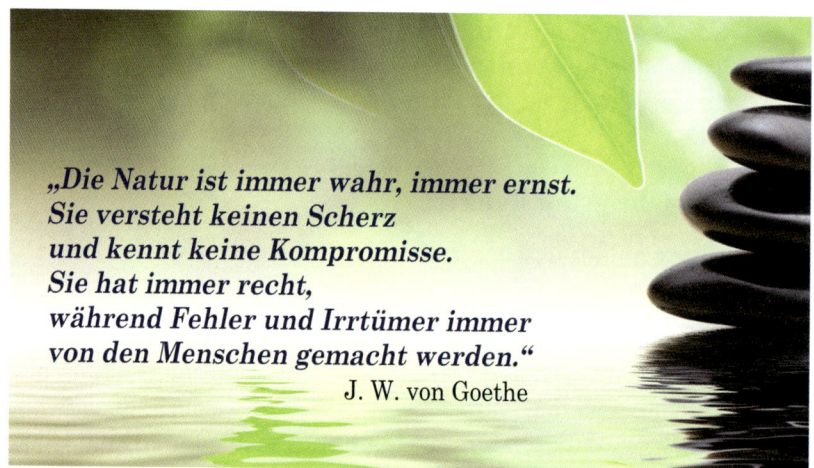

„Die Natur ist immer wahr, immer ernst.
Sie versteht keinen Scherz
und kennt keine Kompromisse.
Sie hat immer recht,
während Fehler und Irrtümer immer
von den Menschen gemacht werden."
J. W. von Goethe

In der Schöpfungsgeschichte Genesis heißt es:
„Im Anfang war das Wort ...".
Bevor unsere Bibel von Luther ins Deutsche übersetzt wurde, war die Sprache der Hl. Schrift lateinisch, davor griechisch. In der antiken Sprache steht der Begriff ‚Logos' sowohl für ‚Wort' als auch für ‚Gedanke'. Man hätte die Schöpfungsgeschichte also auch übersetzen können mit: „Im Anfang war der Gedanke ..."
Evolutionsbiologen würden fortfahren mit: ... danach kamen die Mikroorganismen und ermöglichten das Leben auf unserem wunderbaren Planeten. Erst als die Mikroorganismen nach einigen Millionen Jahren fleißiger Arbeit unsere Erde urbar machten, kamen Menschen und Tiere. Mikroorganismen leben von Anbeginn der Schöpfung mit uns in Symbiose, ohne dass wir sie wahrgenommen hätten. Kein Wunder, dann mit bloßem Auge kann man sie nicht sehen.

Die ersten Mikroskope wurden Anfang des 17. Jahrhunderts von holländischen Brillenmachern erfunden. Carl Zeiss präzisierte diese Technik zirka 150 Jahre später.

Robert Koch und der 1895 verstorbene Luis Pasteur gelten als Begründer der Mikrobiologie. Es war Pasteur, der jenes Bakterium als erster beschrieb, welches für die Milchsäuregärung verantwortlich ist. Er erforschte auch intensiv das Phänomen der Hefe-Gärung beim Wein und erhielt hierfür sogar den ‚*Merite agricole*‘, den Verdienstorden der Landwirtschaft.

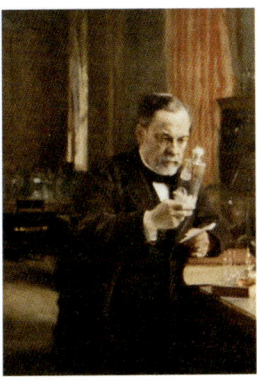

Pasteur gilt heute in Frankreich als Nationalheld. Er machte Bakterien für Krankheit und frühzeitigen Tod verantwortlich. Die ersten Impfungen gegen Milzbrand und Tollwut wurden von Pasteur entwickelt. Von seinen fünf Kindern sind drei an Typhus gestorben. Das erklärt, warum er Bakterien mit allen Mitteln bekämpfte. Das Erhitzen von Milch und anderen Lebensmitteln auf über 70° C wird heute ‚pasteurisieren‘ genannt.

In seiner Wut auf Bakterien ist Pasteur wohl etwas über das Ziel hinausgeschossen. Durch das Erhitzen von Lebensmitteln werden leider auch viele wertvolle Inhaltsstoffe abgetötet. Das Eiweiß denaturiert, Vitamine gehen verloren und leider auch die aufbauenden, gesunden Mikroorganismen.

Prof. Claude Bernard (1813 - 1878), ein Zeitgenosse von Pasteur, sah die ganze Sache etwas differenzierter. Würden Krankheiten immer durch das Einatmen von Erregern aus der Luft verursacht, wie Pasteur meinte, wäre keiner von uns mehr am Leben. Bernard erkannte: „*Le microbe c'est rien, le torrain c'est tout*“, zu deutsch „*Der Keim ist nichts, der Nährboden (das Milieu) ist alles!*“ Mit anderen Worten: Krankheitserreger haben keine Chance, wenn wir in uns genügende ‚Gesundheitserreger‘ haben. Dazu zählen: Mineralstoffe, Vitamine, Enzyme, Milchsäurebakterien und spezielle Hefen. Womit wir wieder bei Soma und dem Trank des Lebens sind.

Leben kommt vom Leben

Am Beginn des 21. Jahrhunderts kommen wir wieder zur Erkenntnis, dass der Mensch lebendige Nahrung braucht.
Wieso ‚wieder'? Weil wir vor 2.000 Jahren schon mal so schlau waren. Der Theologe Edmund B. Székeley hatte vor rund 80 Jahren Zugang zu den Geheimarchiven des Vatikans. Er war der aramäischen Sprache mächtig und er übersetzte die in Qumram gefundenen 2.000 Jahre alten Schriftrollen der Essener.

Dort steht geschrieben: *„Tötet weder Mensch noch Tier, noch eure Nahrung, die euer Mund aufnimmt. Denn, wenn ihr lebendige Nahrung esst, wird sie euch beleben, aber wenn ihr eure Nahrung tötet, wird euch die tote Nahrung ebenfalls töten. Denn Leben kommt nur vom Leben und vom Tod kommt immer nur Tod."*
Aus dem Friedensevangelium der Essener

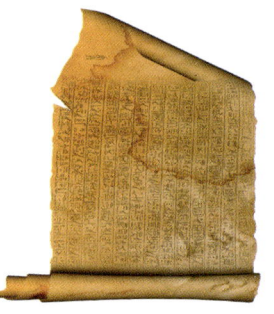

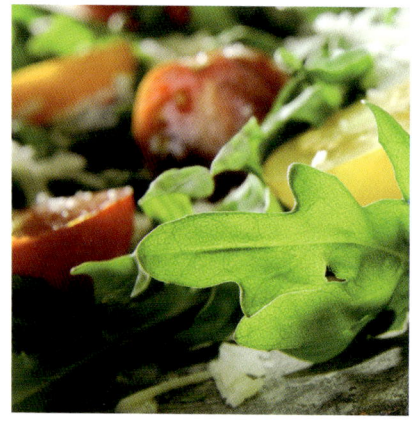

Es ist in unserer heutigen Zeit vieles in Bewegung. Nach ‚Fast food' gibt es jetzt auch ‚Slow food'. Tiefkühlpizzas sind out - selber Lebensmittel zuzubereiten, ist in. Heute hat fast jeder Fernsehsender seine Kochshow. Ernährten sich Fotomodels noch vor 20 Jahren von Zigaretten und Champagner, genießen sie heute ‚grüne Smoothies' und Rawfood (Rohkost). War bei Sportlern noch vor zwei Jahrzehnten die Devise ‚Fleisch ist mein Gemüse', leben heute viele Spitzensportler vegetarisch oder vegan. So zum Beispiel der Ultramarathonläufer Scott Jurek (www.scottjurek.com).

Er gewann dreimal hintereinander den härtesten Sport-Wettbewerb der Welt. Den Ultramarathon von Athen nach Sparta. Unsereins würde für die 246 Kilometer rund sieben Tage brauchen. Er lief diese Strecke in knapp 23 Stunden. Im Buch ‚Born to run' (auch in deutscher Sprache erhältlich), kann man nachlesen, wie er mit den Tarahumara in Mexiko um die Wette läuft. Die Tarahumara gelten als Wunderläufer. Vor einem Lauf trinken sie ein gegorenes Maisbier und sind dann zu unglaublichen Leistungen fähig.

Überall wo die Menschen lebendige und fermentierte Lebensmittel gegessen und getrunken haben, war der Nährboden für Gesundheit und ein langes Leben bereitet. Ich hoffe, es ist mir gelungen, dies in diesem Buch eindeutig zu belegen.

Sie liebe Leser sind aufgerufen, dies auszuprobieren.
Kaufen Sie Ihre Lebensmittel auf dem Wochenmarkt oder beim Bio-Bauer.
Auch gegen einen eigenen Garten gibt es nichts einzuwenden. Schon die alten Chinesen wussten: *„Der kürzeste Weg zur Gesundheit ist der Weg in den eigenen Garten."*
Essen Sie zumindest einen Teil Ihrer Nahrung roh.

Bevorzugen Sie statt Gemüsesäften milchsauer vergorenes Gemüse (Bioläden und Reformhäuser).

Bevorzugen Sie Käsesorten mit langer Reifezeit ohne Nitratzusatz, am Besten aus Bio-Rohmilch und mit Kräuterzusatz.

Suchen Sie einen Bäcker, der noch richtiges Sauerteigbrot backt.

Experimentieren Sie mit Sprossen und Keimlingen. Dies sind die preiswertesten Vitaminlieferanten der Welt.

Essen Sie hin und wieder Sauerkraut - natürlich nicht aus der Dose.

Trinken Sie mal für ein halbes Jahr regemäßig den Trank des Lebens. Wenn Sie sich dabei gut fühlen. dann bleiben Sie für die nächsten 150 Jahre dabei ☺ ...

Glossar

Acetobacter
Fachbezeichnung der Essigsäurebakterien; von lat. acetum = Essig. Sie können Alkohol zu Essig vergären und kommen in der Natur auf Früchten und Gemüse vor.

Aminosäuren
Organische Bausteine der Eiweiße. Einige Aminosäuren sind lebensnotwendige Bestandteile der Nahrung, weil der menschliche Organismus diese nicht selbst herstellen kann.

Bioaktivstoffe
Sammelbegriff für vitaminähnliche sekundäre Pflanzenstoffe. In pflanzlichen Lebensmitteln sind mehr als 10.000 verschiedene Bio aktivstoffe enthalten. Sie werden in Carotine, Polyphenole (Flavonoide und Anthocyane gehören dazu), Glucosinolate, Terpene und Sulfide unterteilt. Sie wirken krebshemmend, gegen Viren, gegen Bakterien, verdauungsfördernd, antioxidativ, entzündungshemmend und stärken das Immunsystem.

Bioflavonoide
Vitaminähnliche pflanzliche Substanzen, eine Teilgruppe der Bioaktivstoffen; notwendig für die richtige Wirkung und Aufnahme von Vitamin C. Kräftigen Kapillargefäße und schützen Zellen vor Sauerstoffschäden.

Biophotonen
Lichtimpulse hoher Ordnung, die von den Zellen aller Lebewesen zur Informationsübertragung abgegeben werden. Von Prof. A. Gurwitsch entdeckt; seit 1975 von deutschen Biophysikern unter Leitung von Prof. F. A. Popp erforscht.

Cyanobakterien
Früher fälschlicherweise Blaualgen genannt; Nicht Pflanzen, sondern Cyanobakterien erzeugten bereits vor etwa drei Milliarden Jahren den größten Teil der Sauerstoffatmosphäre.

Candida albicans
Ein spezieller Hefepilz, der im Darm der meisten Menschen als Parasit lebt. Bei intakter Darmflora und in geringer Menge verursacht er keine Beschwerden. Wenn Candida albicans sich durch zuckerreiche Ernährung, Schwermetallbelastung und eine gestörte Darmflora übermäßig ausbreitet, belastet er die Gesundheit und das Immunsystem erheblich.

Enzyme
Eiweißstoffe, die für alle Stoffwechselvorgänge notwendig sind. Mehr als 3.000 Enzyme regeln und bewerkstelligen den Stoffwechsel in allen lebenden Organismen.

Escherichia coli
Dickdarmbewohner mit einem Anteil von weniger als 1 % an der Darmflora; ein Bakterium mit sowohl negativen als auch positiven Eigenschaften.

Folsäure
Vitamin des B-Komplexes; wichtig für die Blutbildung. Hilft beim Stoffwechsel und der Verwertung von Zucker und Aminosäuren. Unterstützt die Abwehr von Parasiten. Folsäure kommt hauptsächlich in frischen grünen Blättern vor. Ein Folsäuremangel ist weitverbreitet.

Gärung
Umwandlung organischer Verbindungen durch von Mikroorganismen gebildete Enzyme. Saccharomyces-Hefen beispielsweise können verschiedene Zuckerarten vergären; dabei entstehen als Endprodukt Vitalstoffe und Alkohol.

Glutathionperoxidase
Körpereigenes Enzym, welches das gefährliche Oxidationsmittel Wasserstoffperoxid im Körper unschädlich macht.

Kulturen, Mikroorganismenkulturen
Planmäßige Anzucht ausgewählter Mikroorganismen unter kontrollierten Bedingungen.

Lactobacillen, Lactobacilluskulturen
Fachbezeichnung der Milchsäurebakterien, von lat. „*lac*" = Milch und „*bacillum*" = Stäbchen. Milchprodukte wie Sauermilch, Käse und Joghurt, aber auch milchsauer vergorenes Gemüse entstehen durch die Arbeit der Lactobacillen.

Lymphozyten
Weiße Blutkörperchen; wichtiger Bestandteil des Immunsystems. Sie übernehmen die „Polizeiaufgaben" in der Blutbahn und sorgen für die Abwehr eingedrungener Krankheitserreger.

Makrophagen
Große Abwehrzellen (Freßzellen), die Fremdstoffe, z. B. Bakterien, Krebszellen, Viren oder Zelltrümmer in sich aufnehmen und dadurch unschädlich machen.

Mikroorganismen
Mikroorganismen oder auch Mikroben genannt sind die kleinste lebende Einheit des Lebens mit der Fähigkeit, sich selbst beliebig häufig zu vermehren. Sie sind zugleich Bausteine als auch Begleiter aller Lebensformen. (Mikro = Klein, Organismus = lebende Einheit). Zu den Mikroorganismen zählen Bakterien, Hefen und Algen. Es gibt aufbauende und abbauende, der Gesundheit nützende oder schädigende Mikroorganismen.

Bioaktive Mikroorganismen
Von Dipl. Ing. Norbert Hartwig geprägter Begriff für alle aufbauenden und aktiven Mikroorganismen auf und in den Lebensmitteln. Zu ihnen gehören u.a. die Milchsäurebakterien (Lactobacillus und Bifido) und die Naturhefen (z. B. Saccharomyces). Der menschliche Organismus lebt in Symbiose mit diesen bioaktiven Mikroorganismen und ist auf deren Hilfe angewiesen. Sie erzeugen Vitamine, Fettsäuren mit vitaminähnlicher Wirkung und organische Säuren, die der Ansiedelung fremder Bakterien entgegenwirken.

Effektive Mikroorganismen
Von Prof. Dr. T. Higa aus dem Boden isolierte Bodenbakterien zur Bodenbelebung, mit starken antioxidativen und antibiotischen Eigenschaften. In erster Linie dienen sie dazu, organisches Material

aufzuschließen und abzubauen. Durch die antioxidativen und antibiotischen Eigenschaften werden Bodenbakterien auch zur Produktion von medikamentösen Präparaten z. B. zur Krebstherapie eingesetzt.

Milchsäure
Durch Lactobacilluskulturen erzeugte organische Säure mit hohem gesundheitlichen Wert. Milchsäure gibt es in zwei spiegelbildlich zueinander aufgebauten Formen: die linksdrehende D (-) - Milchsäure und die rechtsdrehende L (+) - Milchsäure. Linksdrehende Milchsäure wird im Darm langsamer abgebaut als die rechtsdrehende Milchsäure.

Milchsäurebakterien
Geläufiger Name für Lactobacillen. Der Name hat nichts mit Milch zu tun, sondern beruht auf deren Fähigkeit, Milchsäure zu produzieren.

Milchsäuregärung
Umwandlung organischer Verbindungen durch von Milchsäurebakterien gebildete Enzyme. Dabei entsteht u.a. Milchsäure.

Nitrosamine
Können in Lebensmitteln oder im menschlichen Verdauungstrakt beim Zusammentreffen von Nitrit und Aminen entstehen; stark krebserregende und leberschädigende Stoffe.

Pathogen
Krankheitserregend, krankmachend; z.B. Mikroorganismen mit infektiösen (ansteckenden) Eigenschaften; von griech. *„pathos"* = Leid.

Pathogene Keime
Krankheitserreger; für den Menschen schädliche Mikroorganismen.

Phagozyten
Abwehrzellen (Freßzellen), die Fremdstoffe, z. B. Bakterien und abgestorbene Gewebeteilchen, in sich aufnehmen, durch Enzyme auflösen und dadurch unschädlich machen.

Saccharomyces
Fachbezeichnung für einige Bier-, Bäcker- und Weinhefen, von grch. „*sakcharon*" = Zucker und „*mykes*" = Pilz; verursachen die Gärung von Bier, Wein, Hefeteig und zusammen mit Lactobacillen auch Sauerteig. In der Natur hauptsächlich auf Obst und Beeren vorkommend.

Spurenelemente
Elemente wie Chrom, Eisen, Jod, Kupfer, Mangan, Molybdän, Selen, Zink, die in bedeutend geringeren Mengen im Körper benötigt werden als Mineralien, dabei jedoch hochwirksam sind.

Symbiose
Die in der Natur weitverbreitete Lebensgemeinschaft verschiedener Organismen zum gegenseitigen Nutzen.

Vitalstoffe
Umgangssprachlicher Sammelbegriff für Stoffe wie Vitamine, Enzyme, Mineralien und Spurenelemente, die biochemische Reaktionen ermöglichen und für die Stoffwechselfunktionen unentbehrlich sind.

Vitamine
Für den Ablauf des Stoffwechsels unentbehrliche Bestandteile der Nahrung. Der Körper benötigt die Zufuhr von Vitaminen um das Leben zu erhalten. Einige Vitamine werden auch durch die Mikroorganismen im Darm produziert. Sie liefern im Gegensatz zu anderen Nährstoffen (Eiweiße, Kohlenhydrate, Fette) keine Energie. Man unterteilt sie in fettlösliche (A, D, E und K) und wasserlösliche Vitamine (B_1, B_2, B_6, B_{12}, Biotin, C, Folsäure, Niacin, Pantothensäure).

Quellen und weiterführende Literatur

Angres, V; Hutter, C. P.; Ribbe, L.: Futter fürs Volk. Was die Lebensmittelindustrie uns auftischt, Droemersche Verlagsanst. Th. Knaur Nachf., München, 2001

Pollmer, U., Schmelzer-Sandtner, B.: Wohl bekomm´s! Was Sie vor dem Einkauf über Lebensmittel wissen sollten, Verlag Kiepenheuer & Witsch, Köln, 2002

Cannon, Geoffrey.: Teufelskreis. Wenn Antibiotika krank machen, vgs Verlagsgesellschaft Köln, 1994

Evolution. Die Entwicklung von den ersten Lebensspuren bis zum Menschen. Spektrum der Wissenschaft, Heidelberg, 1988

Pollmer, U., Fock, A., Gonder, U., Haug, K.: Prost Mahlzeit! Kiepenheuer & Witsch, Köln 1994

Kasper, H.: Lebendkeime in fermentierten Milchprodukten - ihre Bedeutung für die Prophylaxe und Therapie. Ernährungs-Umschau 43 Heft 2, 40-45, 1996

Popp, F. A.: Die Botschaft der Nahrung.
Fischer alternativ, Frankfurt 1995

Ostertag, W.: Lebende Makromoleküle als Lebens-Elixier.
Humata Verlag Harold S. Blume, Bern 1998

Bischof, M.: Biophotonen. Das Licht in unseren Zellen.
Zweitausendeins, Frankfurt 1995

Zittlau, J.: Gesund und schön mit Kefir. Ludwig Verlag

Fromme, S.: Diplomarbeit im Fachbereich 19 der Universität Gießen, 1994. Infektionsrisiko durch Kombucha?
Siehe auch UGB - Forum 2, 1995

Kollath, W.: Die Ordnung unserer Nahrung.
Karl F. Haug Verlag, Heidelberg 1992

Maurizio, A.: Geschichte der gegorenen Getränke.
Sändig Reprint Verlag, Liechtenstein Neudruck 1982

Kuhl, J.: Eine erfolgreiche Arznei- und Ernährungsbehandlung gut- und bösartiger Geschwülste.
Humata Verlag Harold S. Blume, Bern

Ernährungsbedingte Krankheiten und ihre Kosten.
Bundesministeriums für Gesundheit, Nr. 27, Bonn 1993

Schöneck, A.: Milchsäuregärung zuhause",
Verlag G.E. Harsch, Karlsruhe

Fischer-Reska, H.: Die Entsäuerungs Revolution, Südwest Verlag

Wallhäußer, K. H.: Lebensmittel und Mikroorganismen.
Steinkopff Verlag, Darmstadt, 1990

Chevallier, A.: Die BLV Enzyklopädie der Heilpflanzen,
BLV Verlagsgesellschaft München, 1996

Müller, J., Ottenjann, R., Seiffert, J.: Ökosystem Darm I und II.
Springer Verlag, Berlin, Heidelberg, New York, London, Paris, Tokyo, Hongkong, 1989 und 1994

Fuller, R.: Probiotics - The scientific basis. Chapman & Hall, London, New York, Tokyo 1992; Probiotics in man and animals. Journal of Applied Bacteriology 66, 365-378, 1989

Salminen, S.: Lactic acid bacteria, Series III. Food science and technology. Marcel Dekker, Inc. 1993

Lichtenstein, A., Goldin, B.: Lactic Acid Bacteria and Intestinal Drug and Cholesterol. In: Lactic Acid Bact., ed. by Seppo Salminen, M. Dekker, New York 1993

Ayebo, A., Angelo, I., Shahani, K.: Effect of ingesting Lactobacillus acidophilus milk upon flora and enzyme activity in humans. Milchwissenschaft 35 (12) 1980

Rasic, J. Lj.: Welche Rolle spielen Molkereiprodukte mit Bifido- und Acidophilusbakterien für Ernährung und Gesundheit?
north european dairy journal 4/83, 80-88

Shahani, K. M, Ayebo, A. D.: Role of dietary lactobacilli in gastrointestinal microecology. The American Journal of Clinical Nutrition 33, Nov. 1980, 2448-2457

Fink: Ich fühle mich krank und weiß nicht warum.
Ehrenwirth Verlag, München 1990

Demling, L., Wiedemann, B.: Darmflora in Symbiose und Pathogenität. Ärzte-Zeitung Nr. 5, S. 16, 1995

Gedek, B.: Regulierung der Darmflora über die Nahrung.
Zentralblatt für Hygiene und Umweltmedizin, S. 277-301, 1991

Emmerich, B.: Bakterien-Präparate verringern die Infekthäufigkeit.
Ärzte-Zeitung 21.8., S. 4, 1995

Metschnikoff, E.: Beiträge zu einer optimistischen Weltauffassung.
J. F. Lehmanns Verlag, München 1908

Metschnikoff, E.: Prolongation of life. New York 1908

Schatalova, G.: Wir fressen uns zu Tode, Goldmann Verlag, 2002

Zimmermann, M.: Die Bedeutung des Darms wird unterschätzt.
Naturarzt Nr. 9, S. 450-454, 1993

Keiner, K.: Darmpilze - Panikmache oder Volksseuche?
UGB-Forum 5, S. 262-265, 1996

Schreiber, H.: Die Medizin der Zukunft ist eine Entgiftungsmedizin, HMS Schreiber Verlag, München, 2002

Berg, R.; Bernasconi, P.; Fowler, D.; Gautreaux, M.: Inhibition of Candida albicans translocation from the gastrointestinal tract of mice by oral administration of Saccharomyces boulardii, Journal of Infectious Diseases, nr. 168 (5), S. 1314-8, 1993

Gray, R.: Das Darm-Heilungsbuch. Knaur Verlag, München 1995

Krämer, W.: Medizin erzeugt Kranke. Spiegel-Gespräch,
Der Spiegel Nr. 19, Hamburg 1998

Lehmann, P.J.: Die Kleidung unsere zweite Haut,
Verlag Die Silberschnur

National Reseach Council, Recommended Dietary Allowances,
10th ed., Washington, DC, National Academy Press, 1989, S. 176

Hoffmann, P., Gehring, W. G., Maiwald, K. G., Müller, S. D.: Positivlisten Lebensmittel, Verlag Hoffmann & Hoffmann, Frankfurt, 1995

Mindell, E.: Die Vitaminbibel für das 21. Jahrhundert,
Wilhelm Heyne Verlag, München

Colgan, M.: The New Nutrition, Medicine for the Millenium,
Apple Publishing, Vancouver, Canada, 1995

Nielsen et al.: Trace Elem Research 1990; Nr. 9, S. 61

Storl, W. D.: Kräuterkunde, Aurum Verlag, 1996

Daiker, I.; Kirschbaum, B.: Die Heilkunst der Chinesen.
Rowohlt, Hamburg 1997

Temelie, B.: Ernährung nach den Fünf Elementen,
Joy Verlag, Sulzburg, 1992

Tuan, L.: Das tibetische Geheimnis von Jugend und Vitalität,
H. Hugendubel Verlag, München 1999

Hartwig, N.: Kefir und Göttertrank, Verlag Silberschnur, 2004

Arndt, U. : Kombucha, Kefir & Co,
Hans-Nietsch-Verlag, Freiburg 2004

Müller, W.H.: Die erste europäische Kur zur Darmreinigung mit Kräuterkraft, Gesundheitsverlag Scheidegg, 2010

Moll, R.: Brottrunk, Econ 2002

Sonnleitner K. und Schmid R.: Der Darm: Zentrum Ihrer Gesundheit, Verlag Ernährung & Gesundheit, Inning 2010

Székeley: Das Friedensevangeliujm der Essener, Buch 1,
Mandala Medio, Rheinfelden 1996

Kommentiertes Namensregister

Abderhalden, E. (1877-1950): Pionier der Ernährungswissenschaft, Vitamin-, Eiweiß- und Hefeforschung.

Budwig, J.: Ernährungsforscherin, begründete die Öl-Eiweiß-Kost.

Hildegard von Bingen (1098-1179): begründete eine religiös orientierte volksmedizinische Naturheilmethode.

Hippokrates (460-377 v. Chr.): Pionier der ganzheitlichen Medizin (nat. Ordnung, Ernährung, Klimatherapie).

Hufeland, C. W. (1762-1836): Pionier der Naturheilkunde, forderte medizinische Ethik: Stärkung der Lebenskraft durch naturgemäßes Leben.

Koch, R. (1843-1910): Arzt und Bakteriologe; Entdecker der Tuberkulose- und Choleraerreger.

Kollath, W. (1892-1979): Arzt und Vollwertvorreiter; erstellte Nahrungstabelle nach natürlicher Rangordnung.

Metschnikoff, E. (1845-1916): Nobelpreisträger, erforschte die Ursachen eines langen Lebens; machte Joghurt in Europa populär.

Paracelsus (1493-1541): Arzt und Begründer der ganzheitlichen Medizin; noch heute Vorbild der Naturheilkunde.

Pasteur, L. (1822-1895): Entdecker der Krankheitserreger; erfand die Pasteurisierung von Lebensmitteln.

Popp, F. A.: Biophysiker; erforscht Biophotonen und ganzheitliche Lebensmittelqualität.

Schrödinger, E. (1887-1961): österr. Physiker; grundlegende Arbeiten über Quantentheorie und Wellenmechanik.

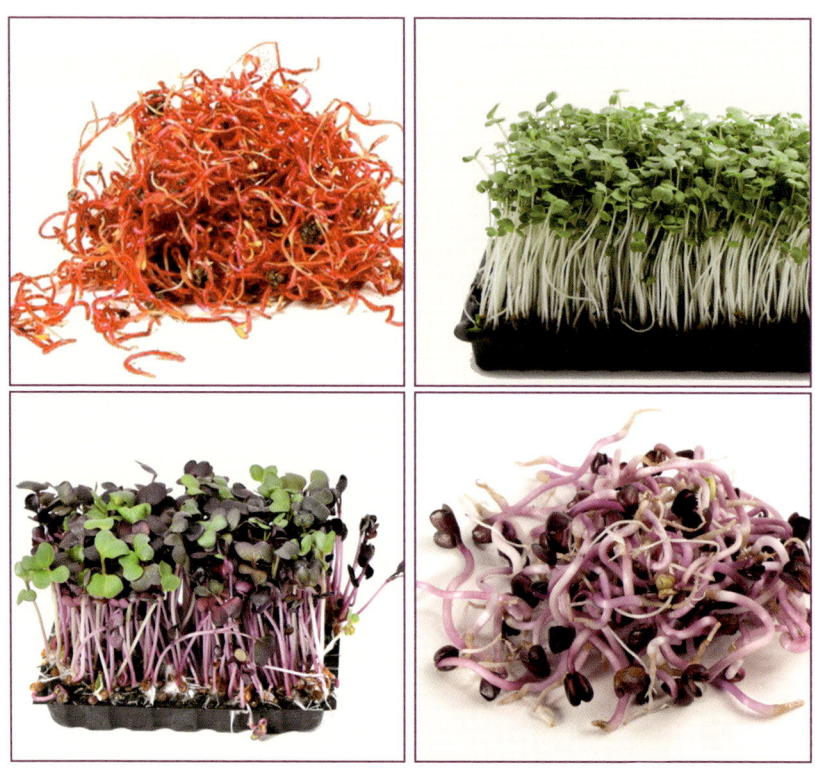

Bezugsquellen:

Keimgeräte und Sprossen zum Keimen erhalten Sie in jedem Bioladen oder Reformhaus. Dort bekommen sie auch Joghurt und Kefirkulturen.

Den Trank des Lebens können Sie über den Versandhandel für Gesundheitsprodukte oder über das Internet bestellen:

www.trank-des-lebens.de
Telefon 0 75 29 - 973 730 (D)

Weitere Bücher aus dem Verlag Via Nova:

Naturheilkunde für jeden
Ein Wegweiser für eine bessere Gesundheit
Dr. med. Jürgen Freiherr von Rosen

2. Auflage

Hardcover, 128 Seiten
ISBN 978-3-86616-166-5

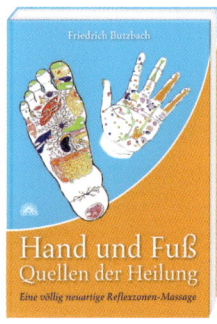

Ein praktischer und auch für den Laien gut verständlicher Leitfaden über die Vorteile und Anwendungsmöglichkeiten der Naturheilkunde mit vielen Tipps zur Gesundheitsvorsorge. Dem Thema Krebs ist ein eigenes Kapitel gewidmet. Im Register der häufigsten Krankheiten werden typische Symptome beschrieben und – soweit möglich – Empfehlungen für naturheilkundliche Therapien ausgesprochen. Das Buch zeigt auf, dass jeder ganz einfach Gesundheitsvorsorge betreiben kann – durch eine Lebensführung im Einklang mit der Natur. Ein aufschlussreicher Ratgeber für alle, die auf natürliche Weise gesund bleiben oder werden wollen!

Hand und Fuß – Quellen der Heilung
Eine völlig neuartige Reflexzonen-Massage
Friedrich Butzbach

3. Auflage

Paperback, 192 Seiten, 70 Grafiken und Zeichnungen
ISBN 978-3-86616-138-2

In einer über dreißigjährigen Praxis erwuchsen dem Autor neue Erkenntnisse der Fußreflexzonenmassage, besonders an den großen Zehen. Er fand hier über 40 Reflexpunkte der Hirnreflexe, über die schnellere und intensivere Reaktionen ablaufen. Dazu kommen noch rund 20 neu gefundene Reflexpunkte, die zum Beispiel den Augeninnendruck, Herpes und Gürtelrose, hohen Blutdruck, Herzbeschwerden, Asthma oder Zahnschmerzen sehr schnell und effektiv positiv beeinflussen. Die Massage eines von ihm gefundenen Reflexpunkts kann selbst sehr alte Schockerlebnisse aus dem Unterbewusstsein in das Bewusstsein bringen und die dadurch entstandenen Belastungen und Blockaden abbauen. Genaue Beschreibungen und viele Skizzen und Schaubilder machen nicht nur die Lokalisierung der Reflexpunkte und die Art der jeweils erforderlichen Massage klar, sondern sind vom Autor auch ausdrücklich als Möglichkeit zur Selbsthilfe für sich und vor allem zur Anwendung bei Kindern gedacht.

Die Kunst gesund zu leben
Mein Programm für Ernährung, Bewegung und Balance
Prof. Franz Decker

Paperback, 256 Seiten, 42 Grafiken
ISBN 978-3-86616-157-3

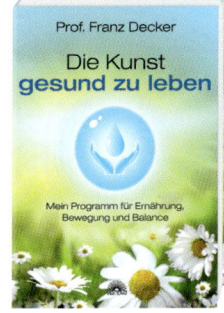

Ein 12-Schritte-Lebensprogramm für mehr Lebensqualität und Gesundheit.

Es ist heute nicht leicht, gesund zu leben. Viele Menschen sind müde, energielos, ausgebrannt, schlecht gelaunt, zu dick und kränkeln. Moderne „Krankheiten befallen uns nicht aus heiterem Himmel, sondern entwickeln sich aus täglichen kleinen Sünden wider die Natur" (Hippokrates). Wir brauchen deshalb die Kunst, gesund zu leben. Gesundheit und Vitalität bis ins hohe Alter sind heute mehr als je zuvor von der Entscheidung für eine gesunde Lebensweise, eine bewusste Denk- und Lebensmentalität abhängig. So kann man modernen Lebenskrankheiten vorbeugen und ein erfülltes Leben führen. Das Buch zeigt den Weg zu einer solchen neuen Lebenskunst mit Lebensqualität und Lebens-Balance. Es enthält zahlreiche Tipps, Übungen, Mentaltrainings-Situationen und Erfahrungen, welche die Wirksamkeit des 12-Schritte-Lebensprogramms verstärken.

Heilgebärden

Verbindung mit dem heilenden Feld durch Bewegung und Meditation –
Vorwort von Chuck Spezzano

Barbara Schenkbier

Hardcover, 160 Seiten, 42 mehrfarbige Fotos
ISBN 978-3-86616-175-7

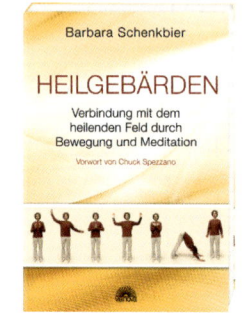

Die Heilgebärden sind im Rahmen der Ausbildung für spirituelle Heilung inspirativ von der Autorin Barbara Schenkbier empfangen und ausgestaltet worden. Sie sind für jeden leicht durchzuführen. Achtsame Gebärden und Haltungen öffnen den Übenden für den Strom der Heilenergie aus dem heilenden Feld. Dynamische Bewegungen und Energiemassage aktivieren die Lebensenergie, so dass der Körper und die Feinstoffebenen durchströmt und geheilt werden.
In der wachen Vergegenwärtigung der strömenden Heilkraft und in den Meditationen werden auch Geist und Seele angesprochen und wichtige spirituelle Grundhaltungen wie Achtsamkeit, Hingabe und Demut entfaltet.

Lebensquell Jin Shin Jyutsu

Ein Gesundheitsprogramm für mehr Wohlbefinden und Vitalität

Tina Stümpfig-Rüdisser

Paperback, 184 Seiten, 186 farbige Fotos
ISBN 978-3-86616-177-1

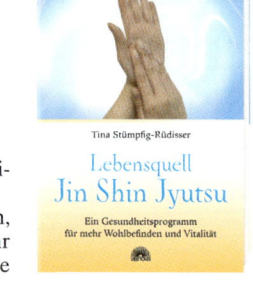

Mit diesem Buch haben Sie ein wunderbares Werkzeug, positiv und heilend auf Körper, Geist und Seele einzuwirken.
Indem Sie Ihre Hände auf bestimmte Energiepunkte Ihres Körpers legen, stärken Sie Ihre Selbstheilungskräfte und fördern Ihre Gesundheit und Ihr Wohlbefinden in allen Lebensbereichen. Jin Shin Jyutsu bringt Harmonie in Körper, Geist und Seele zurück, fördert die Regeneration und Erneuerung der Zellen, verlangsamt den Alterungsprozess und erfüllt Sie mit neuer Kraft und Lebensenergie.
Die Übungen sind mit vielen Fotos veranschaulicht, klar beschrieben und ohne Vorkenntnisse einfach auszuführen. Die Themen und Symptome sind übersichtlich alphabetisch geordnet.

Das Paradies in uns

Die eigenen schöpferischen Kräfte wecken

Astrid Jaritz

Paperback, 224 Seiten
ISBN 978-3-86616-183-2

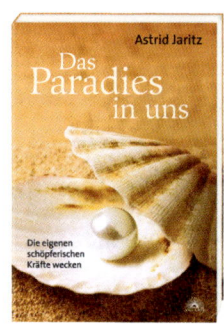

Ausgehend vom schwierigen Lebensweg ihrer Mutter Margarete zeigt die Autorin, wie es jedem gelingt, trotz aller Hindernisse den alles entscheidenden Wandel herbeizuführen und „sein ganz persönliches Paradies" hier und jetzt zu verwirklichen. Ein inspirierendes und zutiefst transformierendes Buch von zwei Frauen mit der Erkenntnis: Jede Seele hat eine Botschaft, die uns zurück nach Hause führen soll, zurück zu unserer gottähnlichen Struktur, wo die Sehnsucht unserer Seele gestillt wird und dadurch alles möglich ist.

Im Einklang mit sich und der Welt leben

Die Kräfte der Natur nutzen für mehr Lebensqualität

Urs-Beat Fringeli

Paperback, 208 Seiten
ISBN 978-3-86616-179-5

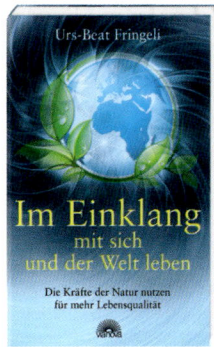

Erprobte, praktische Übungen, lebensnahe Anregungen und Tipps helfen dem Leser, in sich geistige Lebens- und Heilkräfte zu entwickeln und sein Leben im Frieden mit sich und seiner Mitwelt zu gestalten. Die wachsende Sensibilisierung für Nachhaltigkeit und Schutz unserer Erde weckt in vielen Menschen das Bedürfnis, etwas konkret dafür zu tun. Dieses Buch vermittelt ein ganzheitliches Welt- und Menschenbild, eine neue „Spiritualität der Natur", die den Menschen wieder stärker in Natur und Kosmos einbindet, ihm Tatkraft, Gesundheit, Harmonie und Lebensfreude, mehr Lebensqualität schenkt.

Burnout: Aus der Erschöpfung in die Kraft

Hanspeter Ruch

Taschenbuch, 160 Seiten
ISBN 978-3-86616-178-8

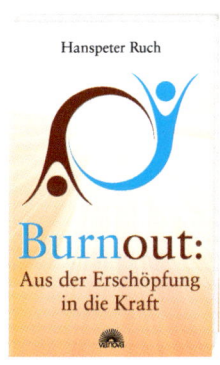

Burnout ist primär ein energetisches Problem, das sich schleichend entwickelt. Ursachen sind Stress, chronische Überlastung, Mangel an Erholung und an Ausgeglichenheit. Um ein Burnout zu bewältigen, muss man sein Leben neu ausrichten. Anhand von Fallbeispielen und Übungen wird aufgezeigt, wie Betroffene mit der Krise umgehen können. Eine Checkliste der Burnout-Anzeichen dient als Orientierungshilfe. Der Antistress-Lebensplan hilft, bei Kräften zu bleiben, den Alltag besser zu bewältigen und auf seine Gesundheit zu achten.

Vom Übergewicht zum Gleichgewicht

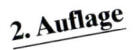

Wie ich auf der Suche nach der Wahrheit 50 kg abnahm

Theresa Weißkircher

Paperback, 232 Seiten
ISBN 978-3-86616-144-3

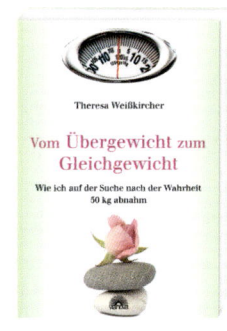

Die Autorin Theresa Weißkircher beschreibt und erörtert in diesem Buch eigene Erfahrungen mit ihrem übergewichtigen Körper, ihre Auseinandersetzung mit sich selbst und ihren Lebensbedingungen, ihre Suche nach ihrem innersten Wesen, dem Urgrund des Seins. Indem sie sich von ihrer inneren Stimme, ihrer Intuition führen lässt, gelingt es ihr, in ein paar Monaten 50 kg abzunehmen, ihr seelisches und körperliches Gleichgewicht wiederzufinden und sich in Liebe und mit Freude dankbar anzunehmen.
Ihr Erfolg macht allen Mut, die unter Gewichtsproblemen, besonders Übergewicht, leiden, ihr äußeres Erscheinungsbild in Einklang mit ihrem inneren Wesen zu bringen.

Heilung beginnt im Herzen

Die inneren Kräfte wecken, um Körper und Seele zu heilen

Chuck Spezzano

2. Auflage

Hardcover, 240 Seiten
ISBN 978-3-86616-140-5

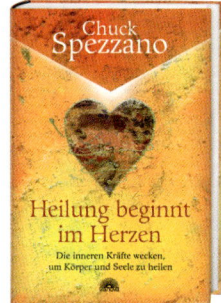

Das neue Buch des bekannten Lebenslehrers Dr. Chuck Spezzano gibt dem Leser grundlegende Prinzipien und Methoden an die Hand, um sich von allen Formen von Krankheit und Schmerz zu befreien. Es ergründet nicht nur die Wurzeln dessen, was Krankheiten und Schmerzen erzeugt, sondern zeigt darüber hinaus praktische Wege, wie man die dem eigenen Herzen und Geist innewohnende Kraft nutzen kann, um Krankheiten zu heilen und Schmerz aufzulösen.

Durch Energieheilung zu neuem Leben

Atlas der Psychosomatischen Energetik

3. Auflage

Dr. med. Reimar Banis

Hardcover, 408 Seiten, Großformat, vierfarbig
ISBN 978-3-936486-15-5

Jeder Mensch, der mehr über sich, seinen unbewussten Charakter erfahren möchte, kann von diesem Buch nur profitieren. Der Leser findet Informationen aus allen Kultur-Epochen und spirituellen Disziplinen über die Lebensenergie, die Chakras und deren herausragende Bedeutung für Gesundheit, Lebensfreude und Sinnfindung im Leben. Der Autor verbindet das naturwissenschaftliche Weltbild mit Erkenntnissen der modernen Energiemedizin und uralter spiritueller Erkenntnisse. Ein neues Weltbild wird sichtbar, in dem die seelische Evolution des Einzelmenschen den eigentlichen Schlüssel darstellt. Dr. Banis schildert ein neues, einfaches System der Energiemedizin, das er entdeckt hat, um Energieblockaden in kürzester Zeit zu erkennen und zu heilen – die Psychosomatische Energetik.

Licht – Quelle des Lebens und der Liebe

Heilung und innere Harmonie mit Licht und Farben

Diethard Stelzl

Hardcover, Großformat, 336 Seiten, 119 farbige Fotos,
179 farbige Grafiken,
ISBN 978-3-86616-039-2

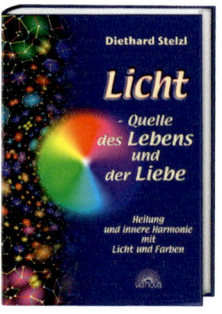

Das vorliegende Buch des Erfolgsautors Dr. Diethard Stelzl legt überzeugend und wissenschaftlich fundiert dar, wie jedes Leben seine dynamische Energie, aber auch kosmische Informationen und Ordnungsstrukturen durch das Licht und seine Farben erhält. Es zeigt auf, wie Menschen auf diese Farben und ihre Frequenzen sowie auf farbige Gegenstände (z. B. Pflanzen, Steine, Nahrungsmittel) und unterschiedliche Lichtverhältnisse reagieren. Dieses Buch macht bewusst, dass Lichtenergie sowohl einzelne Zellen, Organe und Lebewesen als auch kosmische Bewegungen und Abläufe beeinflusst. Wissen und Heilmethoden älterer Kulturen werden mit neueren wissenschaftlichen Erkenntnissen verknüpft, damit der Leser diese nutzen kann für seine Orientierung im Alltag, um Störungen zu vermeiden, entsprechende Probleme zu lösen und ganzheitlich eine Atmosphäre des Wohlbefindens, Wohlwollens und der Heilung in sich und in seiner Umwelt zu schaffen.